体の衰えを一括で清算できるすごい方法

ikkatsu exercise

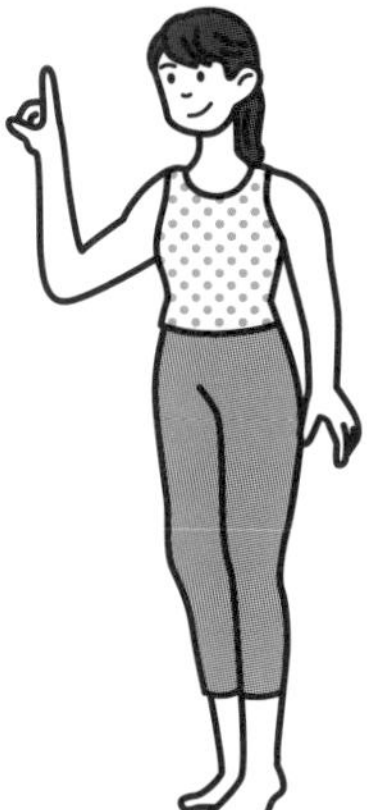

楽ゆる整体＆スクール代表
永井 峻 Takashi Nagai

Gakken

体の年齢は
いくつになっても
「巻き戻し」
できます!

この本を手に取ってくださったあなたに、まず最初に2つ、大切なことをお伝えします。

1．今、あなたが何歳でも、体の衰えは回復できます。
2．「衰えた」と感じている症状の大半は、一時的な「なまり」です。

衰えというものは、状態の深刻さによって、大きく3つの段階があります。
P5のようなイメージで、あなたの体の中でも場所ごとに分かれています。

まず一段階目が、問題の無い「健康状態」です。体の機能がよく使われていて、年相応または年齢より若い部分です。

次の二段階目が「なまり（節電）状態」。疲れやすかったり、こりを感じたり、以前に比べて動かしにくかったり、何かしらの違和感を覚える部分です。
実はこの状態、1～3週間ではっきりと症状を改善することも可能なのですが、放置すると次の三段階目に進んでしまいます。ぜひこの段階でストップをかけましょう！

最後の三段階目は、「**本格的衰え状態**」です。（体の機能が）使われる機会がめっきり減った結果、常にだるさや痛みなどが起こっている部分です。

このような症状を覚える場合、「老化だから」と諦めがちなのですが、まだ回復の余地は必ずあります。効果的な動きを3ヶ月も続ければ、改善し始める事例のほうがはるかに多いのです。

ちなみに、これら3つの段階の中でまだ二段階目である「なまり（節電）状態」にある部分がもっとも多いことも、ぜひ覚えておいてください。

つまり、いったん衰えてしまった部分も予想以上に回復できますし、「実は衰えてまではいない部分」も、予想より遥かに多いのです！

体の衰えが進む3つの段階

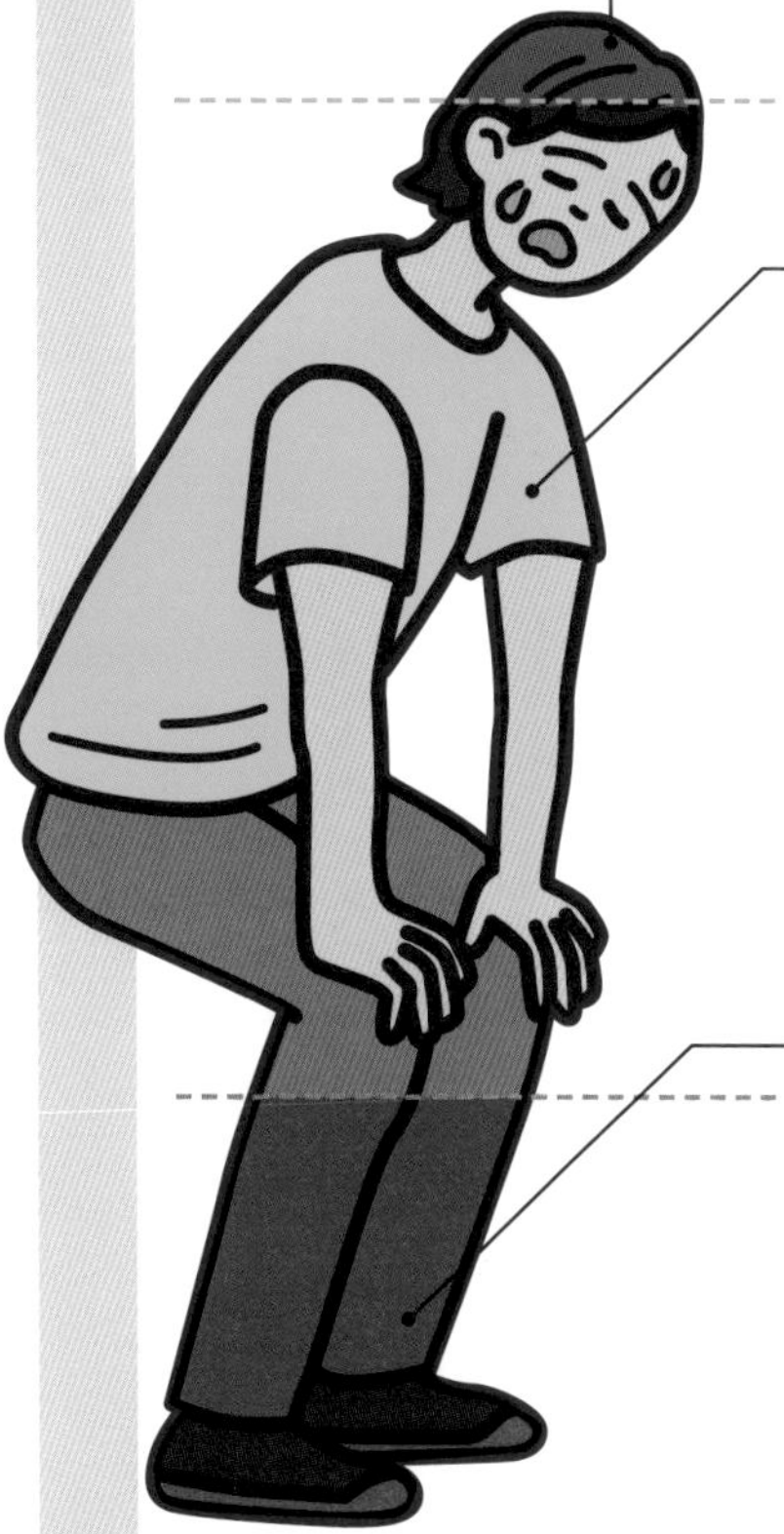

1 健康状態

よく使われていて、年齢相応または年齢より若い状態を保てている部分。
問題なし！

血流	◯よい
筋肉や関節	◯柔らかい
神経	◯行き届いている
感覚	◯問題ない（意識しない）

2 なまり（節電）状態

使われる機会が充分ではないため、年齢の割に働きがやや落ちてきている部分。
すぐここで止めよう！

血流	▲悪い
筋肉や関節	▲少し硬い
神経	▲少し鈍い
感覚	▲こりやすい、疲れやすい

3 本格衰え状態

使われる機会が少な過ぎるため年齢の割に働きが明らかに落ちている部分。
じっくりケアしよう！

血流	▼詰まっている
筋肉や関節	▼固まり動きにくい
神経	▼鈍い
感覚	▼常にだるさ・痛みがある（またはそれさえ感じない）

「一括体操」は体の機能に沿ったコスパ最高の運動法です！

本書で紹介する「一括体操」は全部で3種類。人間の基本の動きである「前後軸」「側屈軸」「回旋軸」すべてを使うのが特徴で、体幹の働きを復活させます。すると体が丈夫な上に、血流もスムーズに。疲れにくい元気な体に導きます！

ikkatsu exercise 01 たけのこ体操

心肺機能と肩甲骨、リンパの巡りを活性化

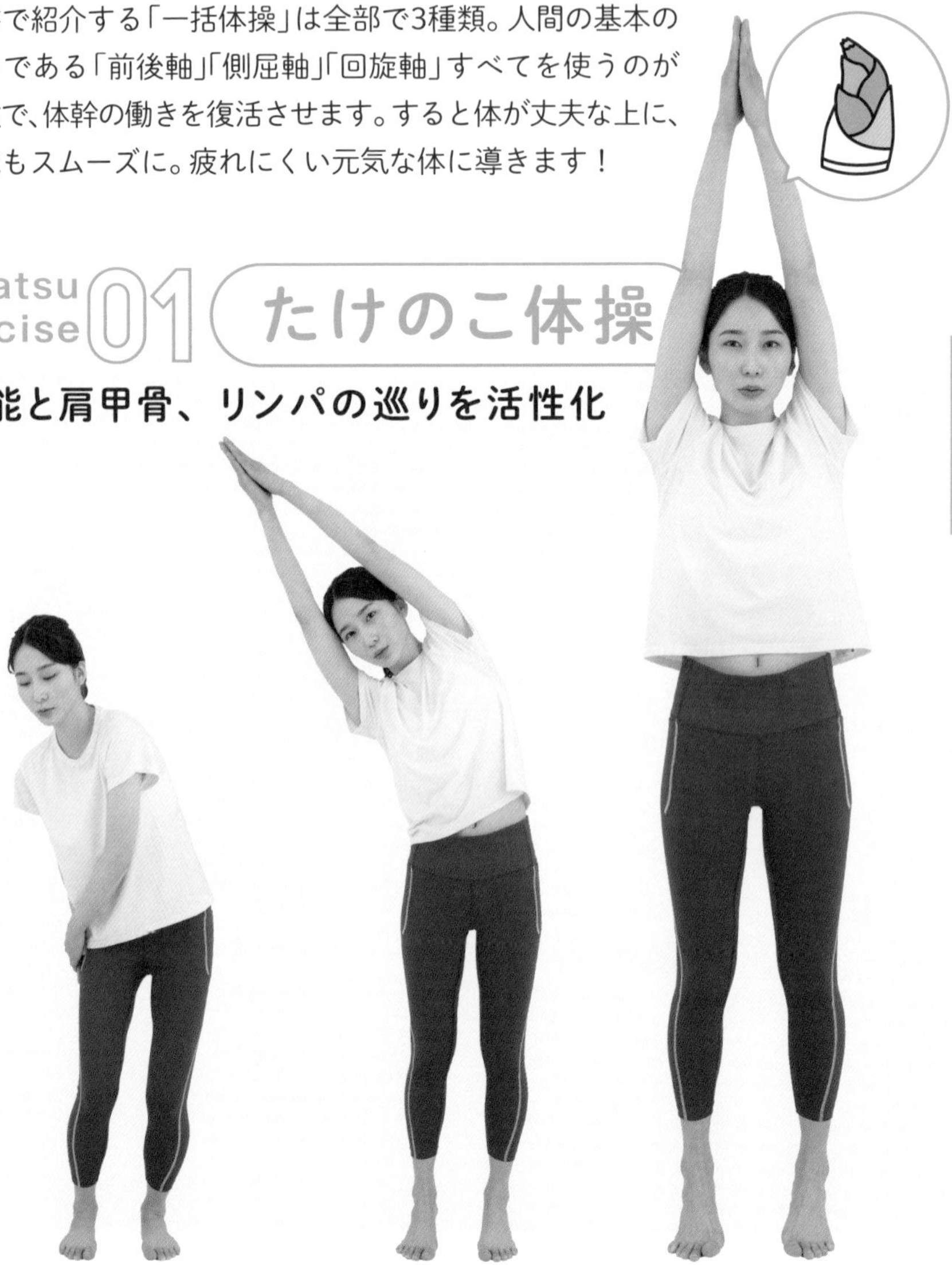

WORK OUT!

ikkatsu exercise 02

バナナ体操

背すじと骨盤をしなやかにしつつ、
足腰の骨を強化！

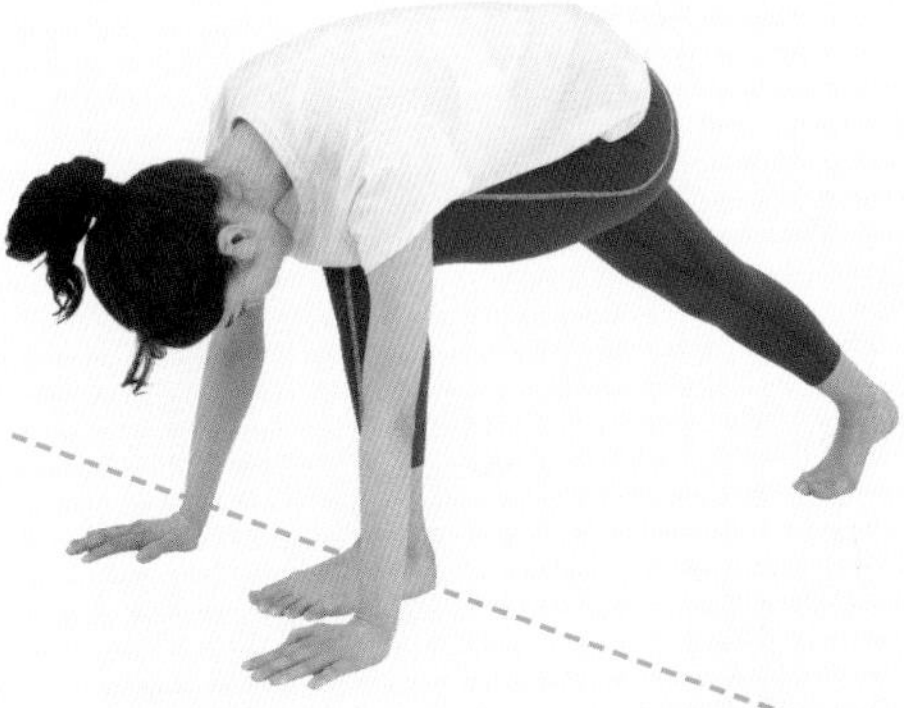

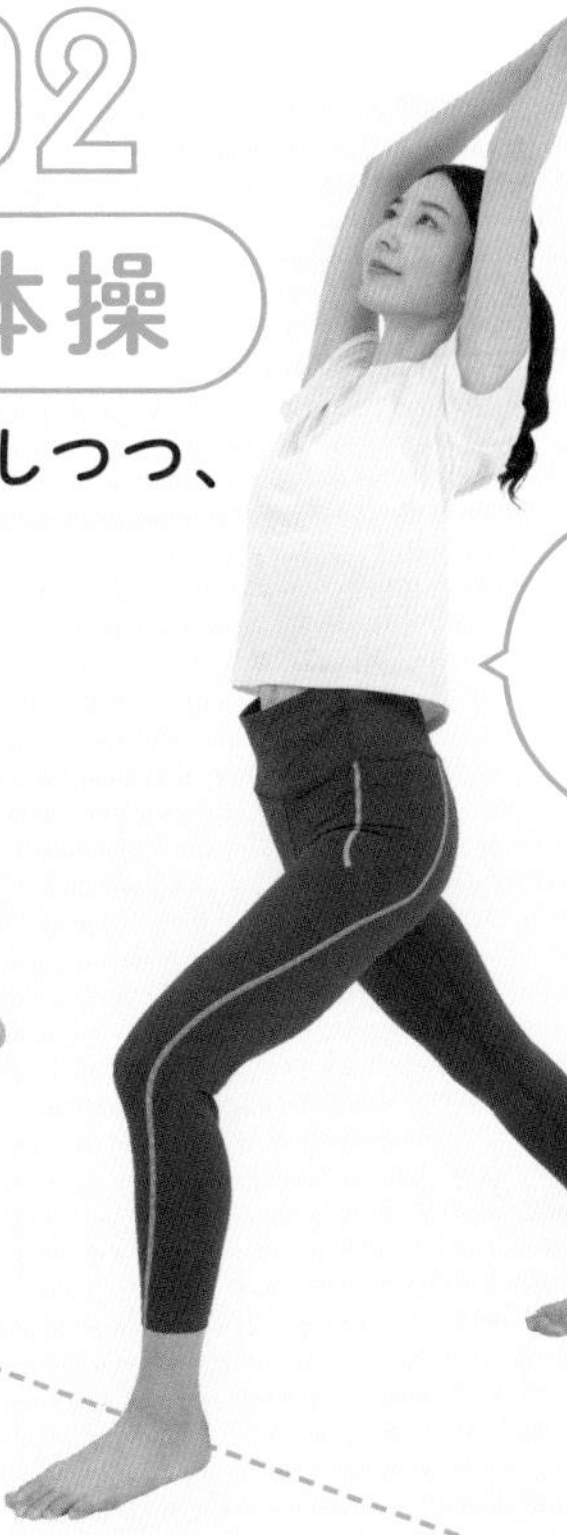

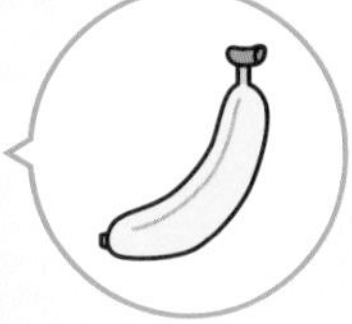

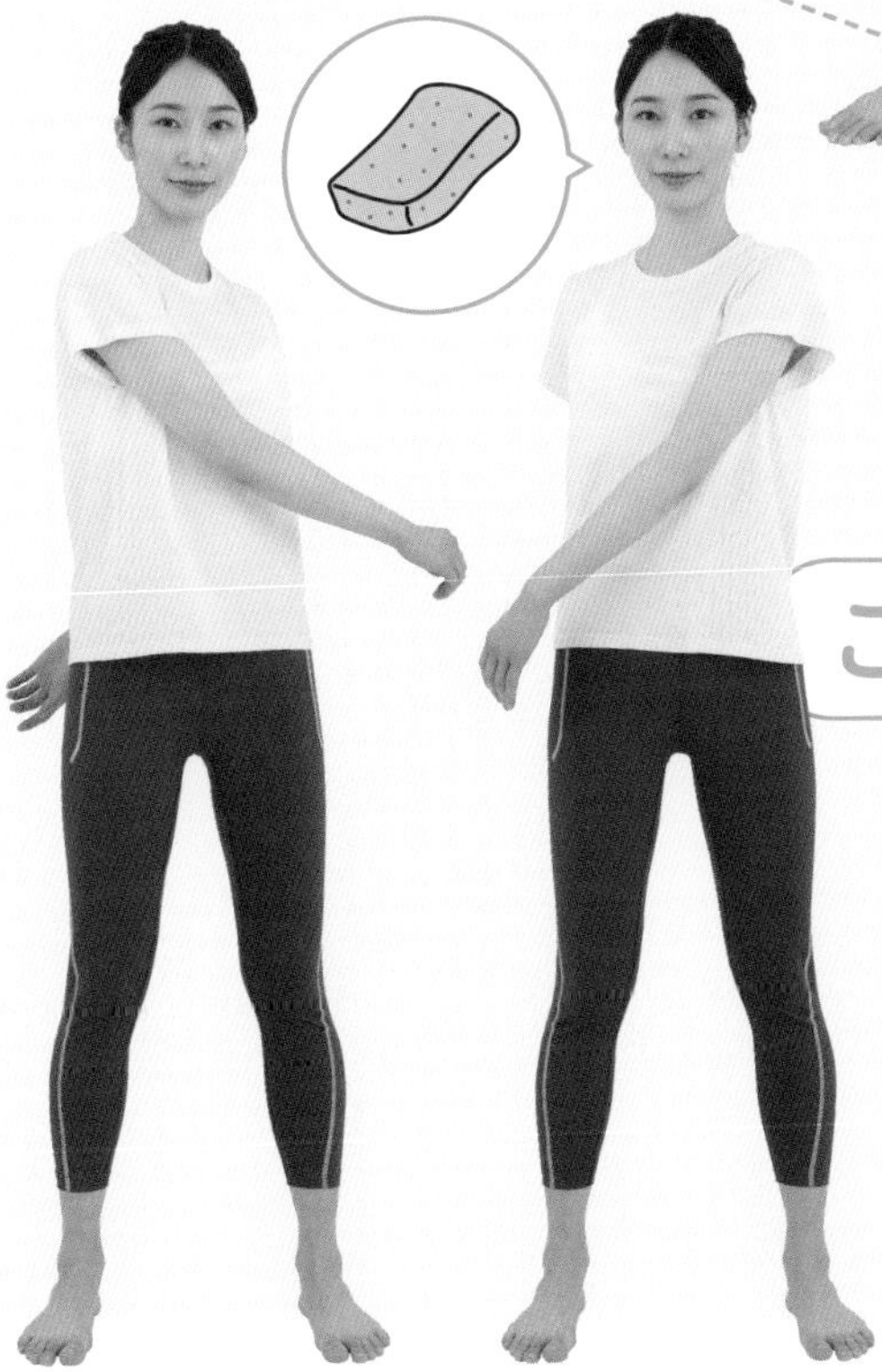

ikkatsu exercise 03

こんにゃく体操

腎臓の活性化＆
神経をゆるめて
「回復上手」な体に！

「一括体操」で 骨・筋肉・関節・肺・血流がこんなに変わります

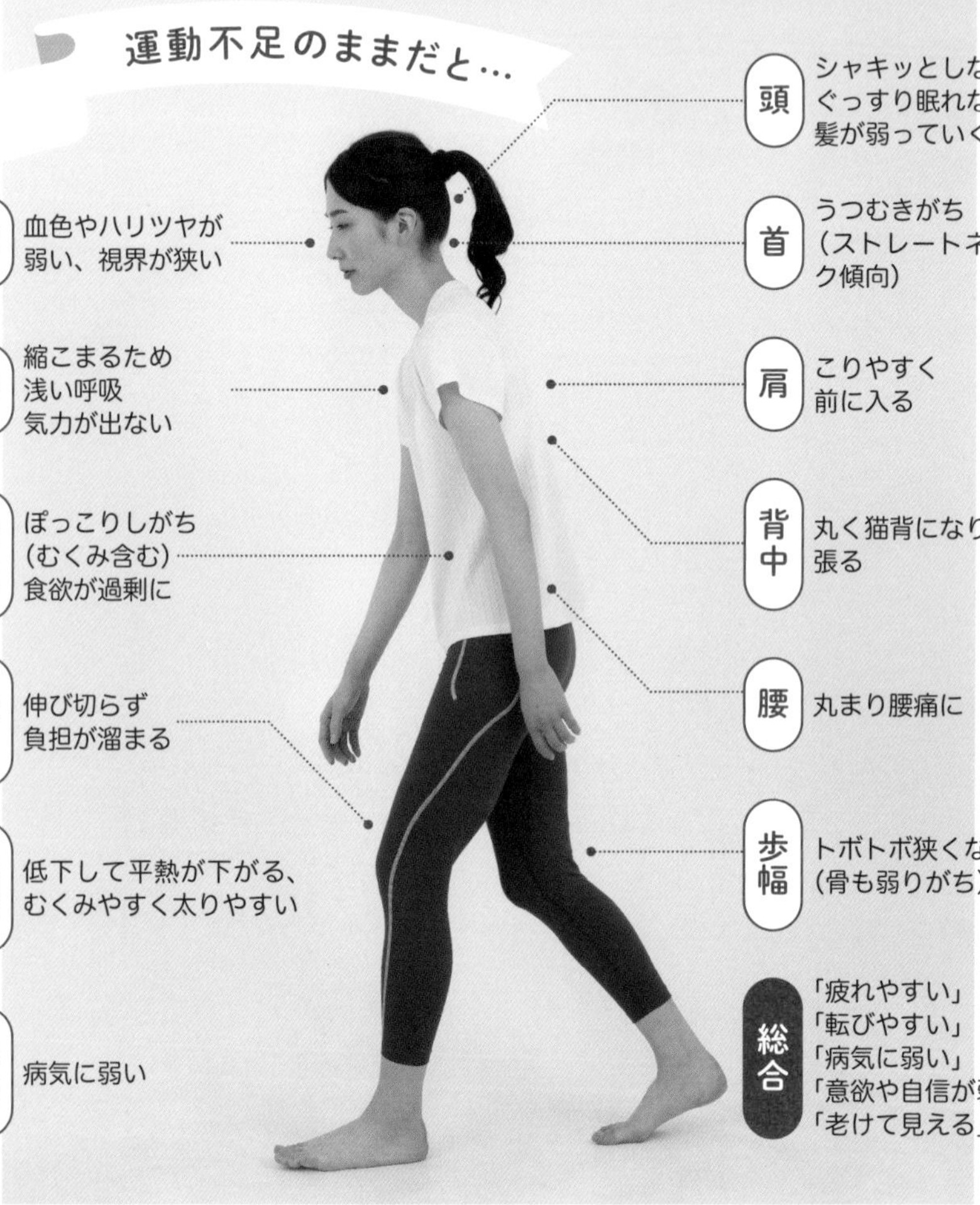
運動不足のままだと…
頭 シャキッとしない ぐっすり眠れない 髪が弱っていく
顔 血色やハリツヤが弱い、視界が狭い
首 うつむきがち（ストレートネック傾向）
胸 縮こまるため 浅い呼吸 気力が出ない
肩 こりやすく 前に入る
お腹 ぽっこりしがち（むくみ含む） 食欲が過剰に
背中 丸く猫背になり 張る
ひざ 伸び切らず 負担が溜まる
腰 丸まり腰痛に
代謝 低下して平熱が下がる、むくみやすく太りやすい
歩幅 トボトボ狭くなる（骨も弱りがち）
免疫 病気に弱い
総合 「疲れやすい」 「転びやすい」 「病気に弱い」 「意欲や自信が弱い」 「老けて見える」

運動不足により体の中でよく使う場所とあまり使わない場所が偏ると、「なまり」や「衰え」がじわじわと進行します。一括体操では、頭からつま先まで、体をバランスよく使う動きを網羅。「なまり」や「衰え」が着実に改善・予防されます。

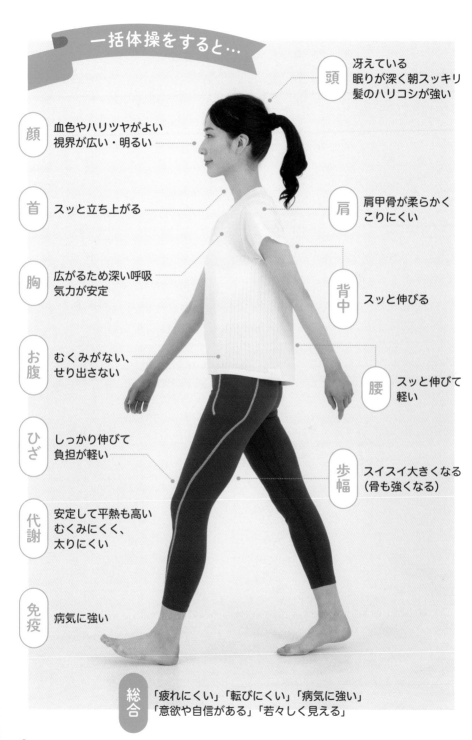

一括体操をすると…

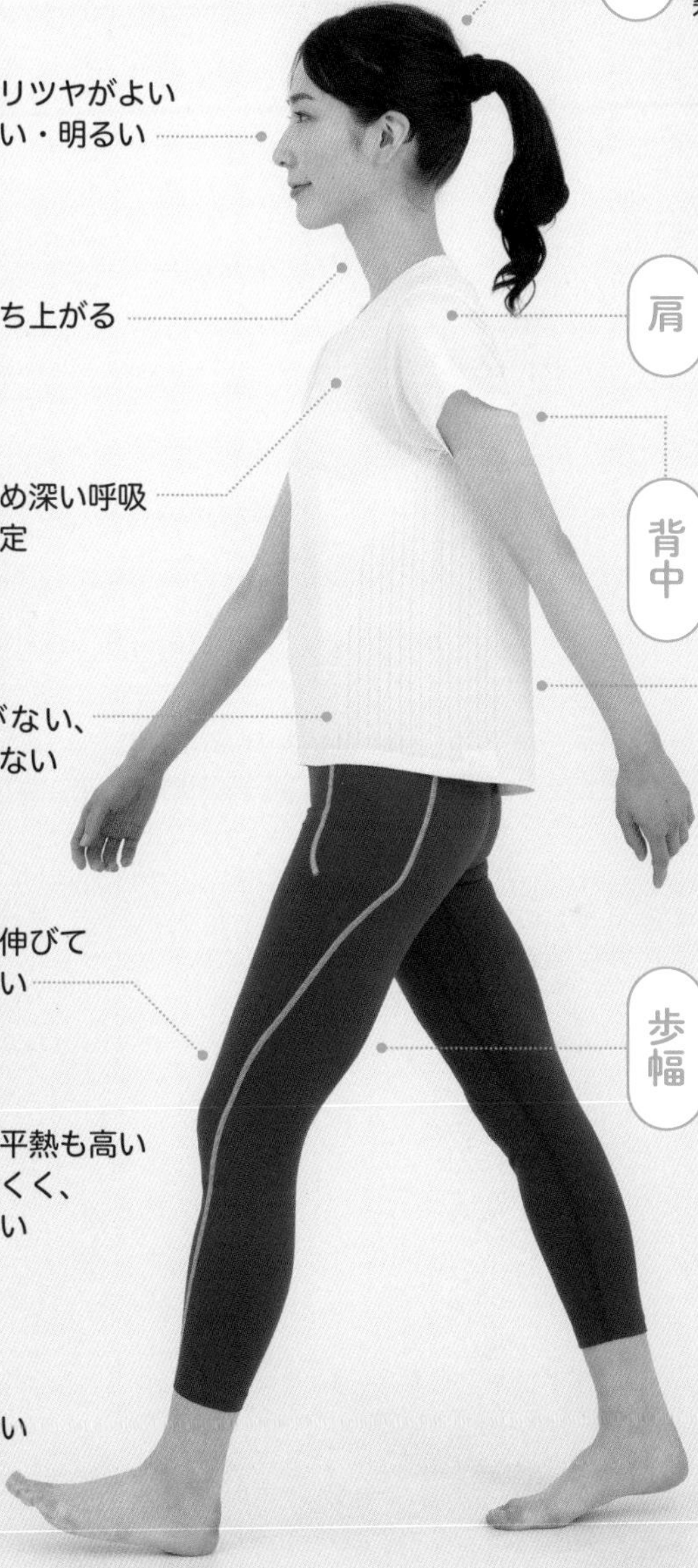

頭 冴えている
眠りが深く朝スッキリ
髪のハリコシが強い

顔 血色やハリツヤがよい
視界が広い・明るい

首 スッと立ち上がる

肩 肩甲骨が柔らかく
こりにくい

胸 広がるため深い呼吸
気力が安定

背中 スッと伸びる

お腹 むくみがない、
せり出さない

腰 スッと伸びて
軽い

ひざ しっかり伸びて
負担が軽い

歩幅 スイスイ大きくなる
（骨も強くなる）

代謝 安定して平熱も高い
むくみにくく、
太りにくい

免疫 病気に強い

総合 「疲れにくい」「転びにくい」「病気に強い」
「意欲や自信がある」「若々しく見える」

どうしてこんなに、運動を続けるのは難しいのか？

運動は「続けられない人」が大半です。

この理由は、性格や意思の弱さ、自己管理の問題だと言われがちですが、そんなことはありません。

実は今、運動法に関して、とても誤解や挫折が生じやすい「環境」になってしまっているのです。だからもし、これまであまりうまく行ってなかったとしても、安心してください。

きちんとした原因と対策があります。

よくあるパターンは、以下の４つ。

【パターン１】
「いろいろ試したけど、自分に合うベストな運動がわからない」

【パターン2】
「とりあえずジョギングを始めたけど、ひざや腰が痛くなっちゃった」

【パターン3】
「やる気はあるけど、習慣化ができなかった」

【パターン4】
「筋トレやストレッチをしているのに、不調がよくならない」

次のページから詳しく解説していきます。それぞれ、何がポイントなのかを押さえておきましょう。
あなたの場合は、どれに近いですか？

pattern 01

「いろいろ試したけど、自分に合うベストな運動がわからない」

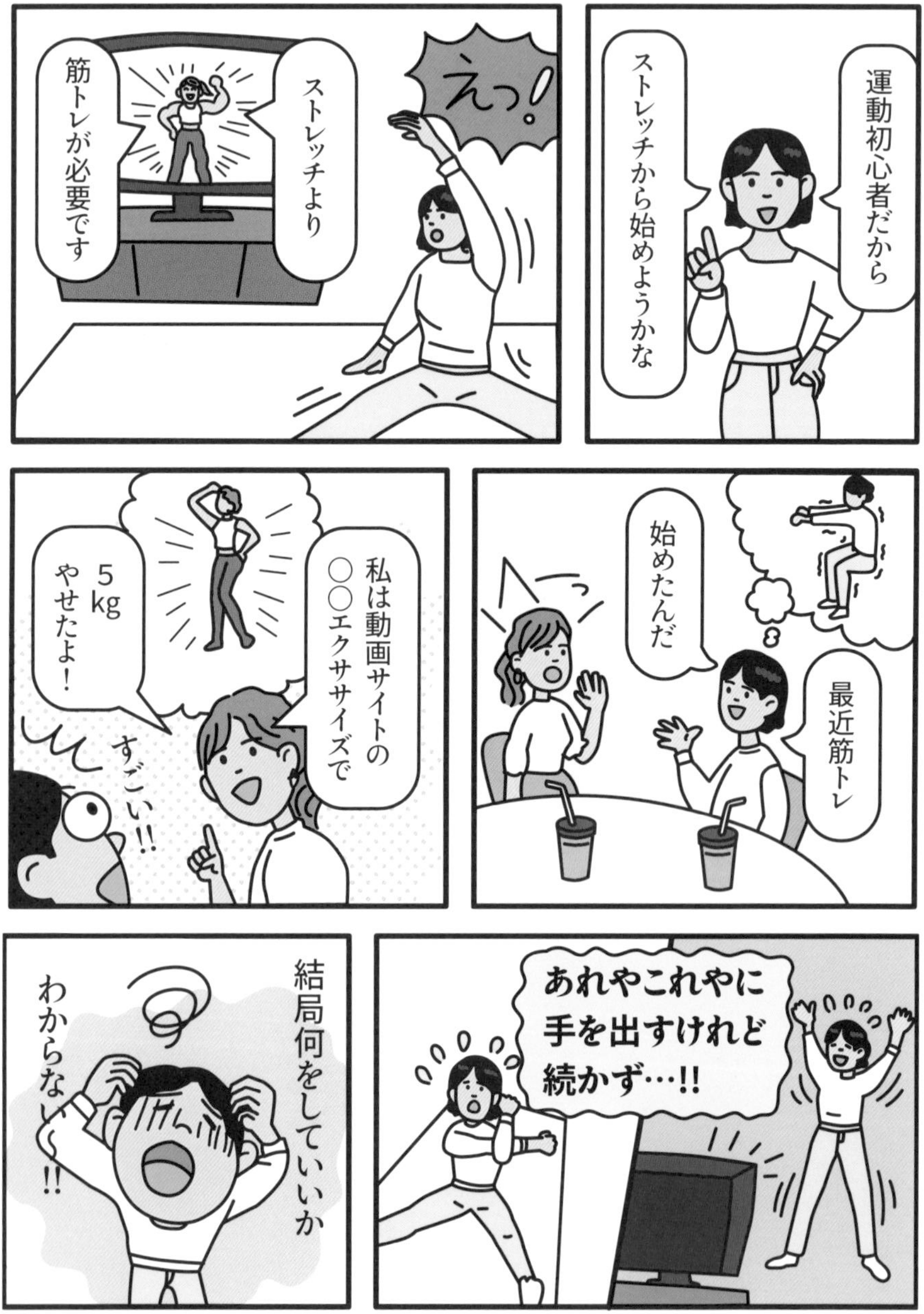
運動初心者だから
ストレッチから始めようかな
えっ!
ストレッチより
筋トレが必要です
最近筋トレ
始めたんだ
私は動画サイトの〇〇エクササイズで
5kg やせたよ!
すごい!!
あれやこれやに
手を出すけれど
続かず…!!
結局何をしていいか
わからない!!

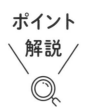

ポイント解説

体にも症状にも個人差があるので、効くものは人によって違います。この悩み解決のポイントは２つ。

１つは専門家に診てもらって「あなたに合う運動を教えてもらう」こと。でもそんな専門家を見つけるのは簡単じゃないですよね。

そこでもう１つ、ぜひおすすめしたいのが「衰え全体を網羅してケアできるような運動をする」ということです。

Point

衰えからの回復に有効な運動は、２種類。
「あなたに合うもの」か
「全問題を網羅できるもの」です。

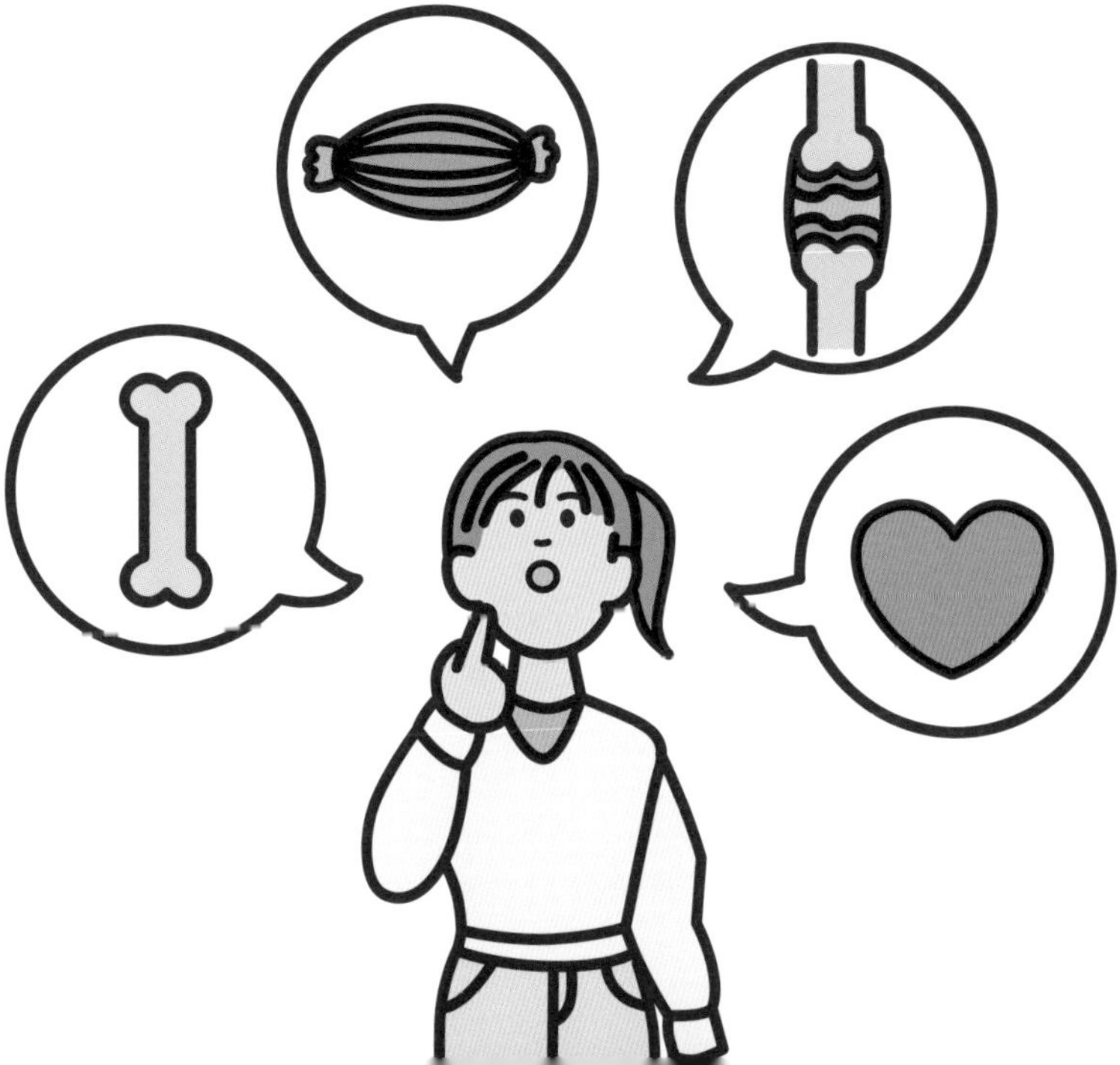

pattern 02

「とりあえずジョギングを始めたけど、ひざや腰が痛くなっちゃった」

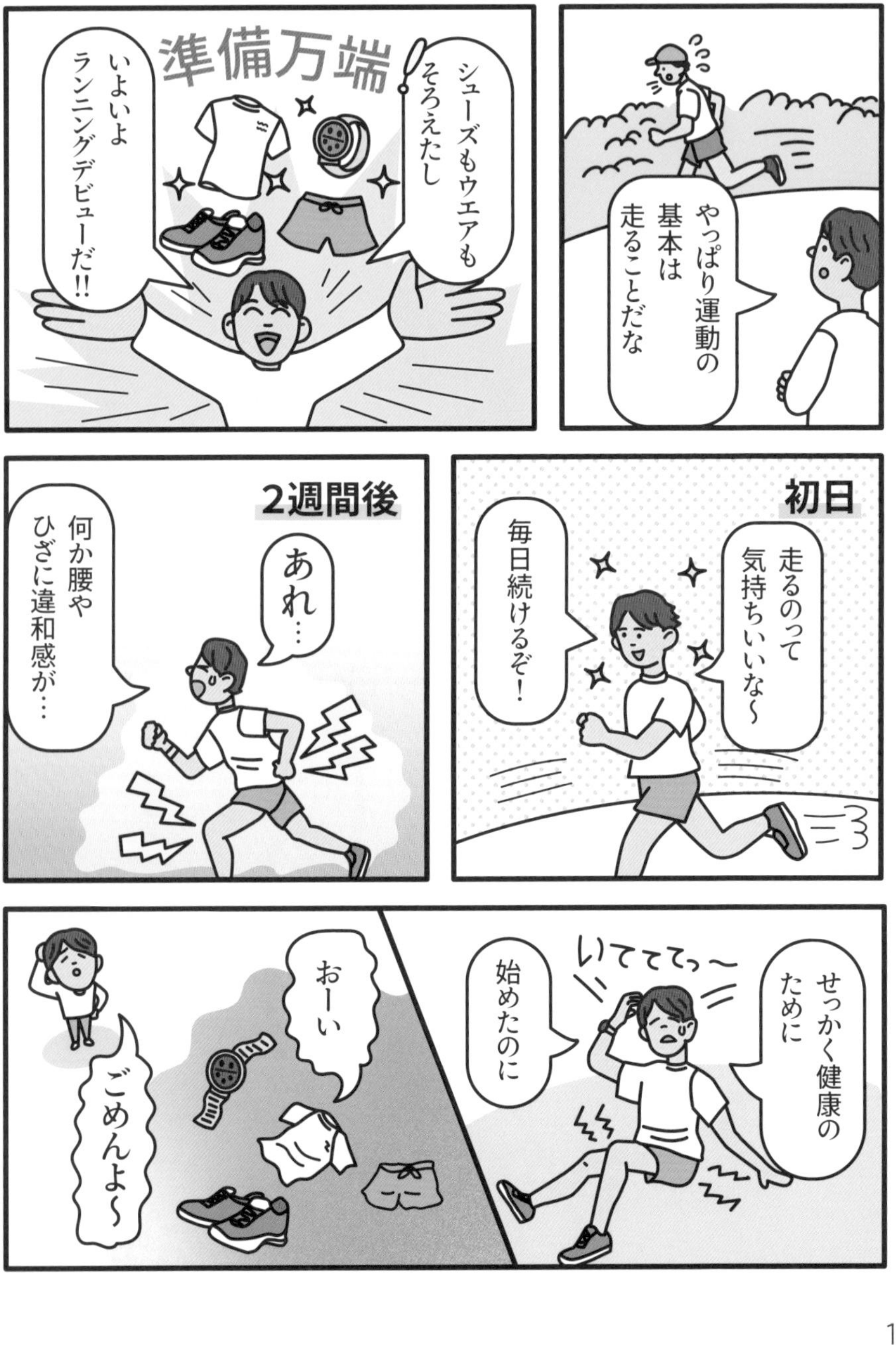

やっぱり運動の基本は走ることだな
準備万端!
シューズもウエアもそろえたし
いよいよランニングデビューだ!!
初日
走るのって気持ちいいな〜
毎日続けるぞ!
2週間後
あれ…
何か腰やひざに違和感が…
いてててっ〜
せっかく健康のために
始めたのに
おーい
ごめんよ〜

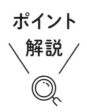

ポイント解説

体がなまって硬い状態のまま急に運動を始めると、筋肉や関節を痛めてしまうことがよくあります。
特に「負荷をかける」ような運動を始めたい場合は、その前にまず筋肉と関節の弾力を取り戻すことが大切です。そうじゃないと、プラスよりマイナスが大きくなります。それでは運動を続けにくいのも自然なことですし、不調が増したりケガに発展したりするリスクもあります。

Point

「運動らしい運動」は
「体のなまり」を解消してから行いましょう！

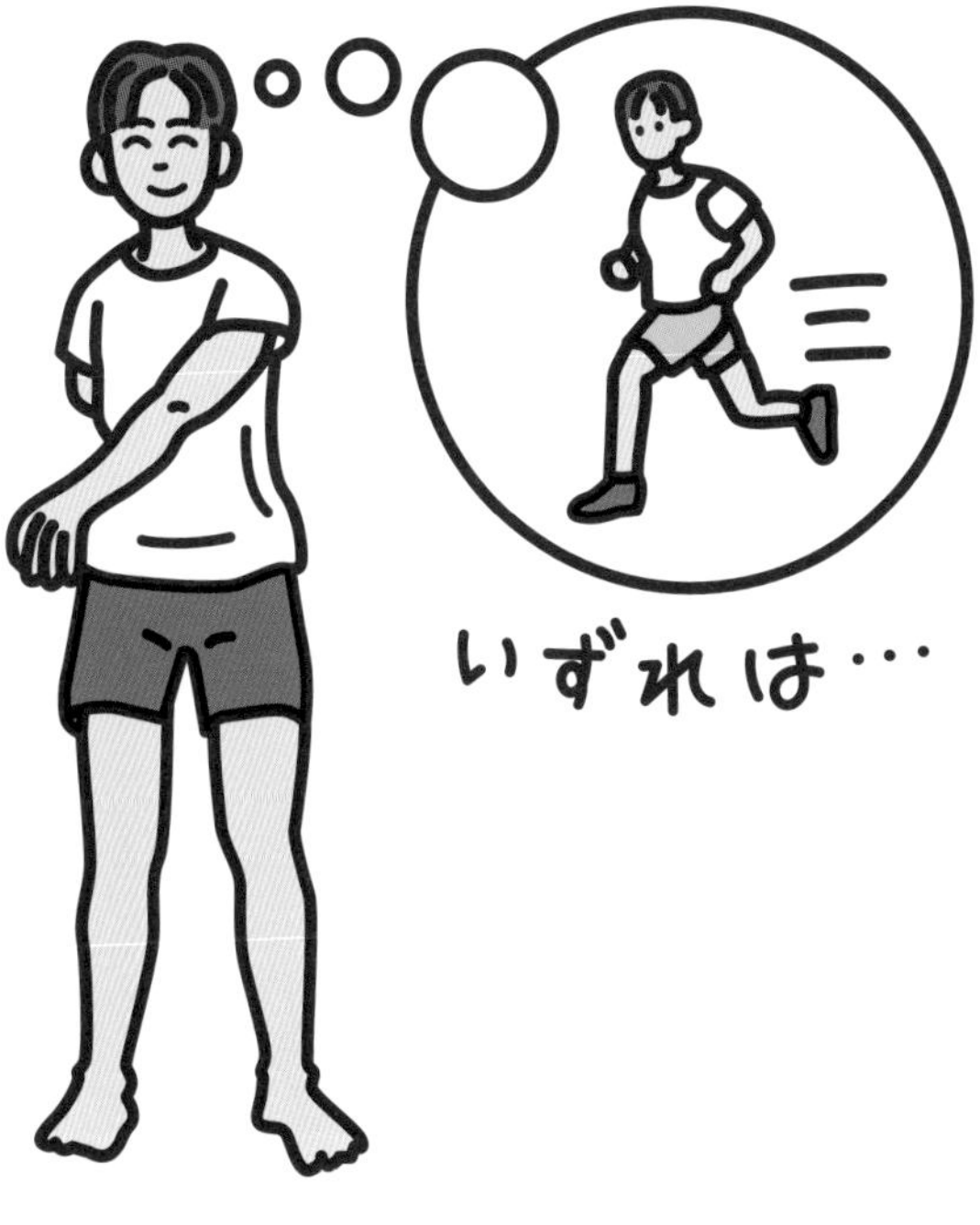

pattern 03 「やる気はあるけど、習慣化ができなかった」

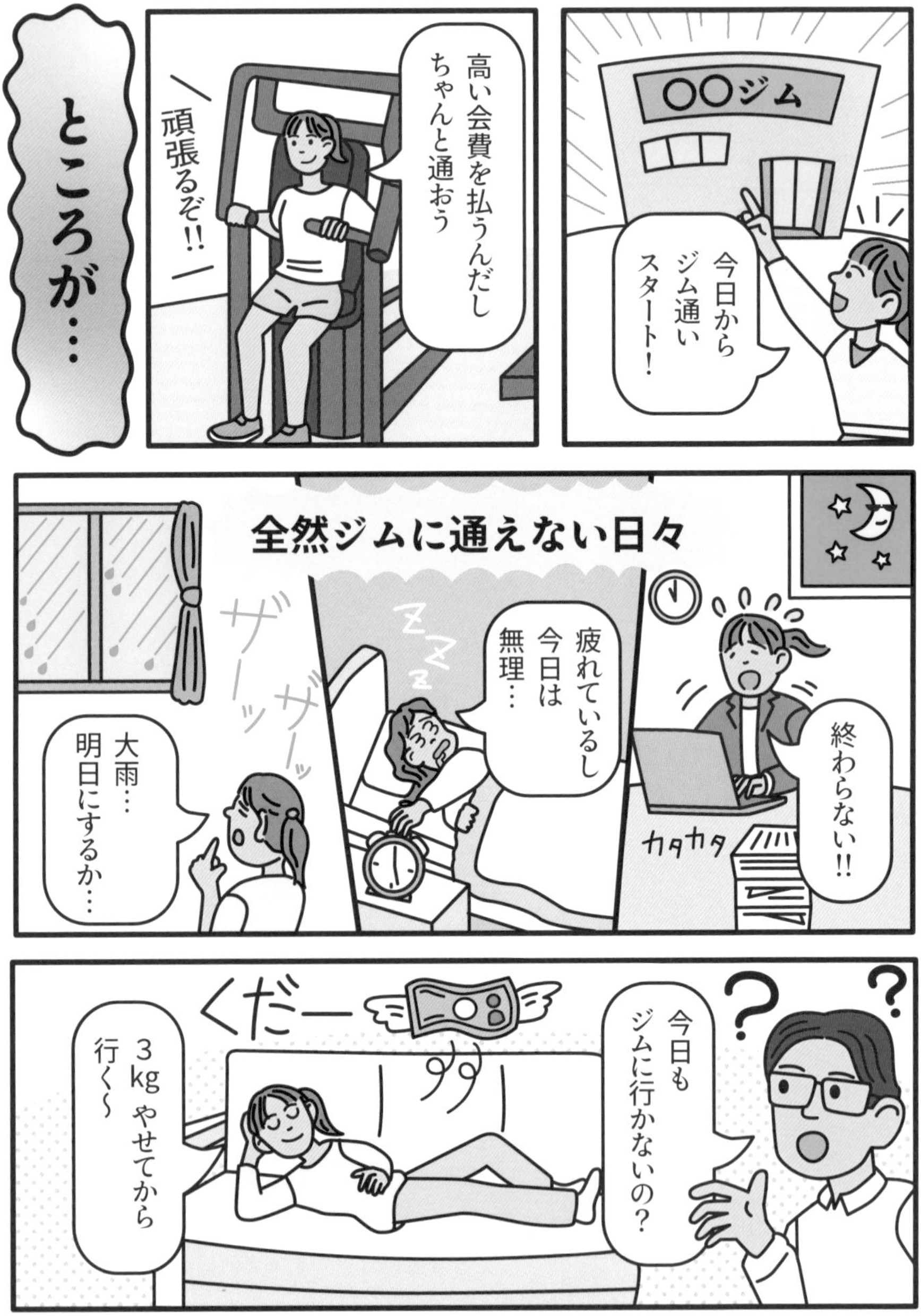
〇〇ジム
今日からジム通いスタート！
高い会費を払うんだしちゃんと通おう
頑張るぞ!!
ところが…
全然ジムに通えない日々
終わらない!!
カタカタ
疲れているし今日は無理…
ザーッ ザーッ
大雨… 明日にするか…
今日もジムに行かないの？
くだーー
3kgやせてから行く〜

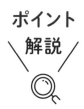

ポイント解説

「がんばって運動をしよう！」と一念発起するのはよいことですが、高いやる気を維持するのは並大抵のことではありません。
むしろ、やる気が普通のときや低いときでさえ「平熱で淡々と続けられる」ような、ハードルが低い運動から始めることが、継続のコツです。

Point 時間・心理・環境的な「コスト」が高いなら、続かなくて当たり前だったんです。

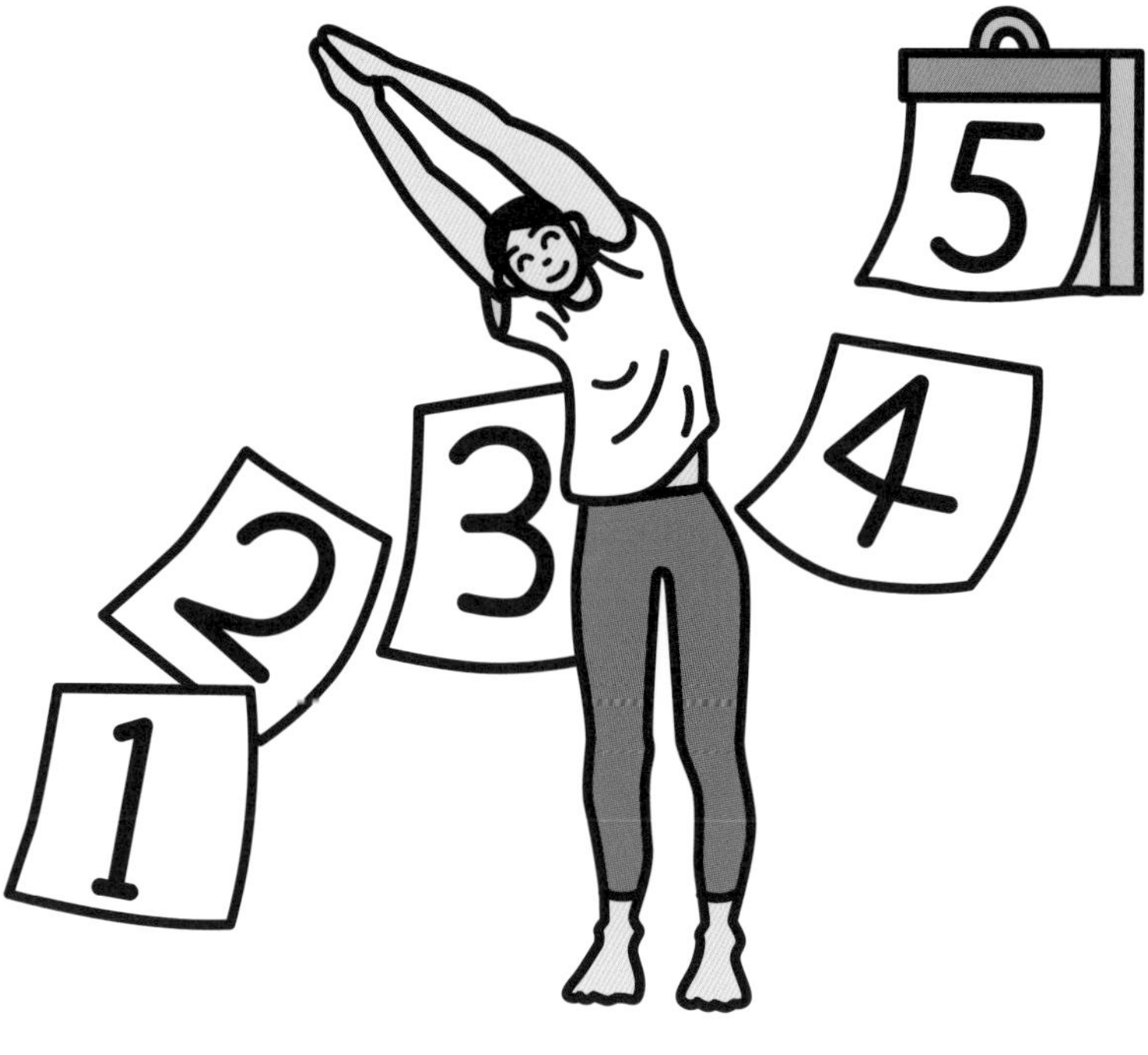

pattern 04

「筋トレやストレッチをしているのに、不調がよくならない」

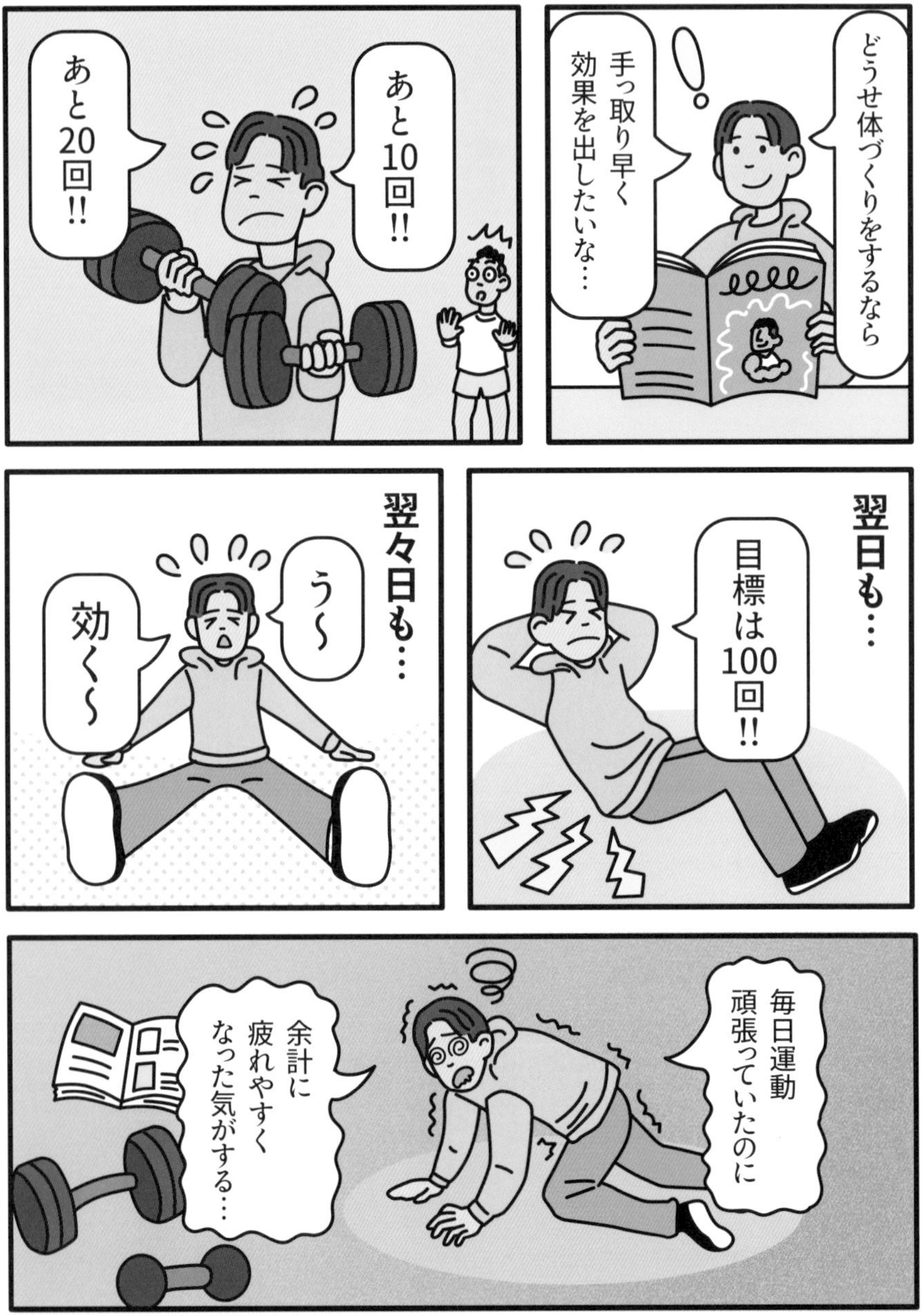
どうせ体づくりをするなら
手っ取り早く効果を出したいな…
あと10回!!
あと20回!!
翌日も…
目標は100回!!
翌々日も…
う〜
効く〜
毎日運動頑張っていたのに
余計に疲れやすくなった気がする…

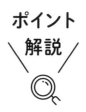

ポイント解説

「負荷」と「負担」は似ているようで、全く違います。

たとえば「筋肉痛があるときは筋トレを休んだほうが効果的」という知識は、今や一般的になりましたね。

実はストレッチも同じで、限界まで伸ばすと筋肉がケガをして、体は余計に硬くなります。

体がなまっている場合は特に、「負担にならない安全な刺激」から始めましょう。

Point 「手応え」は必要だけど「ストレス」は不要です！

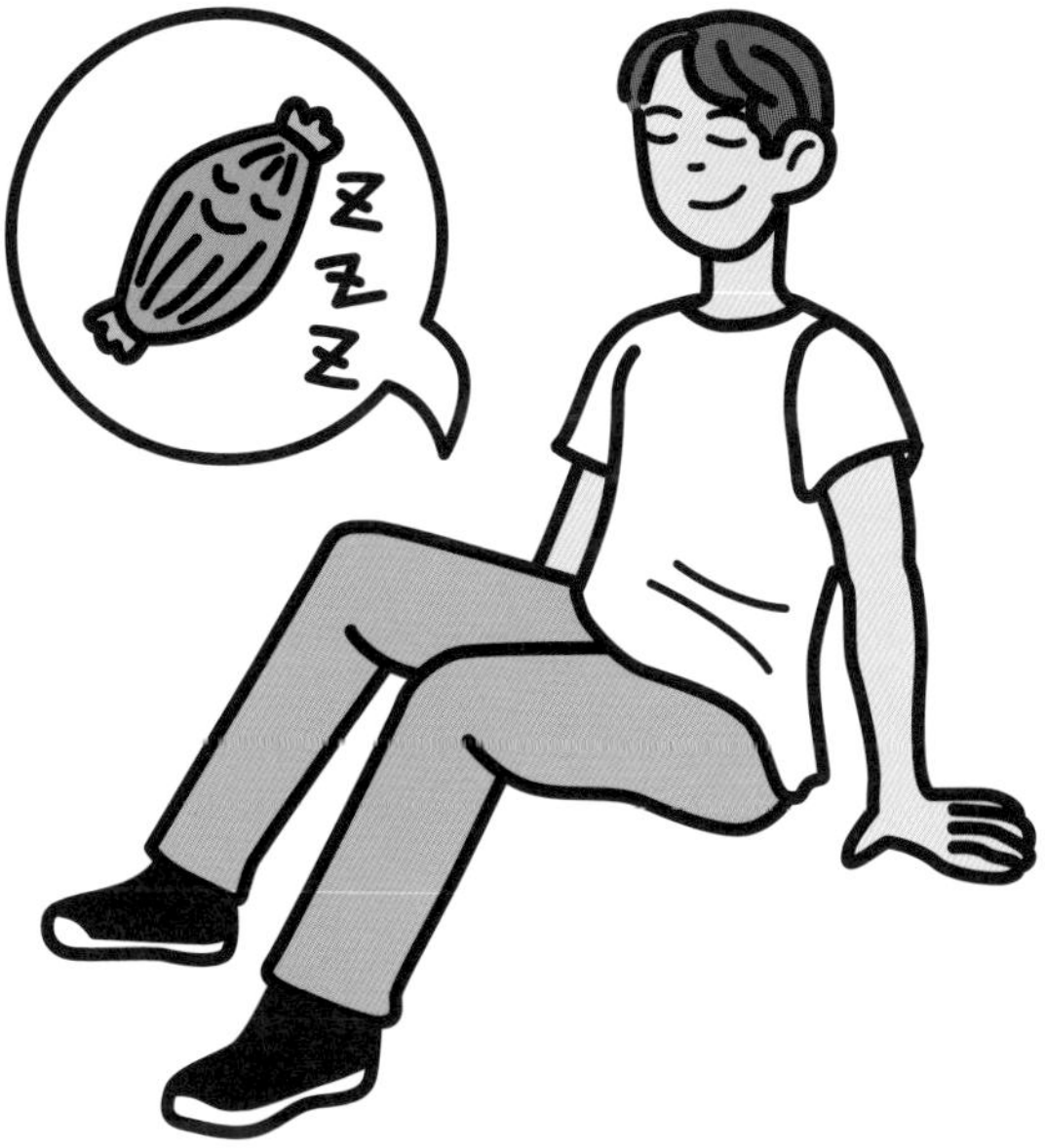

はじめに

この本は「本当に自分に合う運動法が、まだ見つかっていない人」のために、作りました。

たとえば……

◎心身の衰えは実感しているし、本気で何とかしたい。

◎でも、これまでの運動法では効果が出なかった。

◎逆に疲れがひどくなったり、痛みが出たりもした。

◎筋肉、関節、心肺機能、骨、血流、美容……
問題を解決するための課題が多過ぎる！

◎何をしても体が柔らかくならない。

◎少しよさそうに思う運動があっても、続けるのが難しい。

そんな悩みを持つ人が、ぼくの周りにもたくさんいます。

しかも、ぼくが自律神経を専門とする整体師だということもあり、
患者さんの多くに、「一般的な運動は、きつくてできない」という壁もありました。

だからこそ、わかったことがあります。

生活に支障があるほど気力や体力が落ちている人でも、
運動にかけられる時間や手間や情熱がほとんど無い人でも、

「どんな方法なら無理なく続けられて、本当に健康になれるのか」。

その方法を患者さんたちと一緒に、探し続けてきました。


今回ご紹介する3つの一括体操は、そんな十四年間の集大成。

全身の衰えを「一括で」回復していける方法です。

自宅でストレスなく安全にできて、かつ、〝手応え〟があって続けやすいことにこだわって、
改良を重ねてきました。

より充実して心地よい生活の一助にしていただければ幸いです！

楽ゆる整体&スクール代表　永井 峻

CONTENTS

本書の注意事項

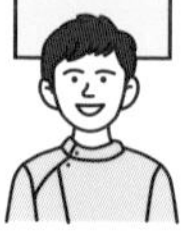

●本書で紹介する運動は、病気や故障の治療のものではありません。また効果には個人差があります。
●妊娠中の方、持病のある方、けがをしている方、体調のすぐれない方、体に痛みがある方、血圧の高い方は 事前に医師に相談し、許可を得てから行ってください。

第1章

体の衰えを〝一括で清算〟する3つの体操

第2章

最近「体を動かせていない人」に起きている問題

第3章

体の衰えをまとめて解消するには？

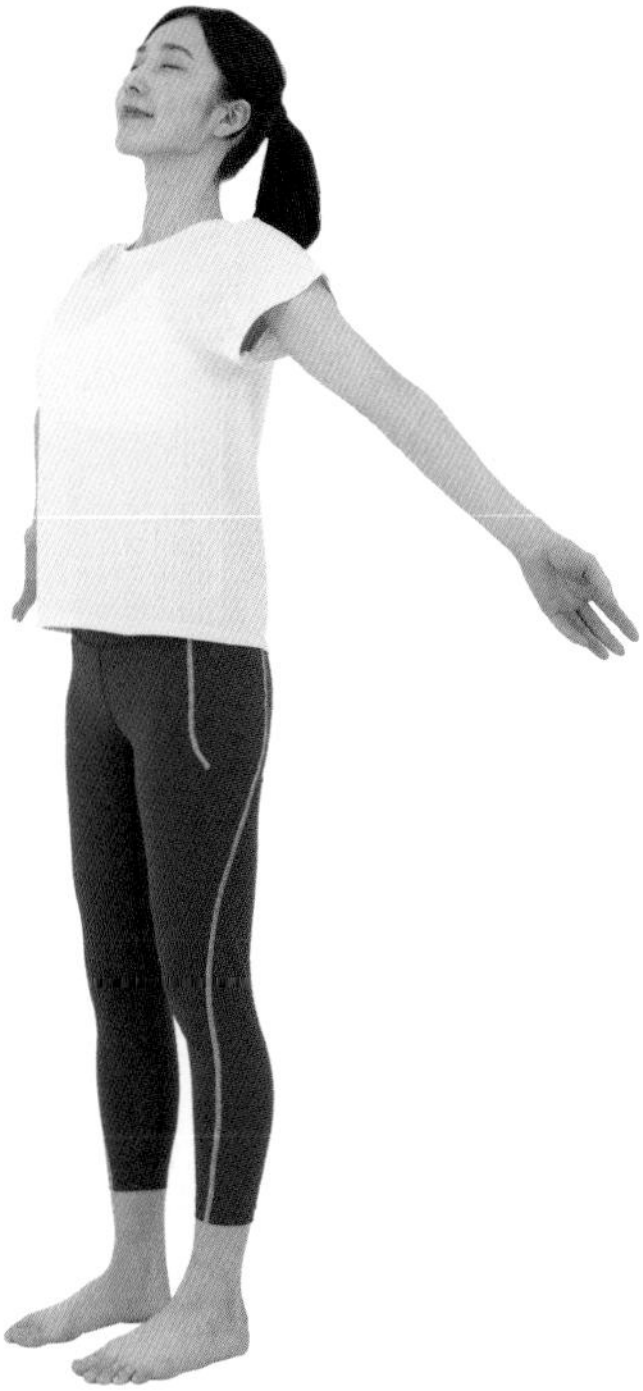

第4章

衰えを予防しつつ快適さを上げるコツ10選

第1章

体の衰えを〝一括で清算〟する3つの体操

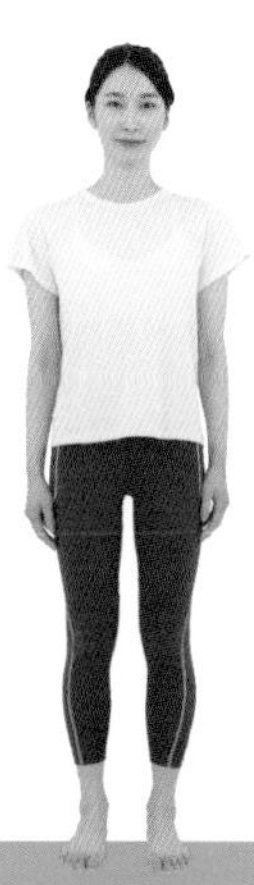

1日1分の運動でも、体は蘇る！

実は……何も運動しないのと、ほんの少しでも運動するのとでは、天と地の差があります。

これって、すごく嬉しいニュースじゃないでしょうか？

運動をなかなか始められないのも、始めはしたもののなかなか続かないのも、一番の理由は、同じ。

「ちゃんとやらなきゃ！」と思い過ぎるからです。
そんなふうに苦しく自分を縛るのは、一旦やめにしましょう。

健康に関することを、ゼロか百かで評価する必要はありません。
たとえば、想像してみてください。
「一切眠れない」のがゼロ、「ぐっすり8時間眠れる」のを百だとしたときに、8

時間じゃないと全く意味が無いとは……きっと思いませんよね？

3時間や5時間の睡眠でも、一切眠れないのと比べたら、体調も気分も全く違うはず。まして、その睡眠の質が深いものであれば、8時間睡眠よりも心身が回復することだって、珍しくありません。

これは、運動についても、同じことです。

だから安心してください。
「一定量の運動をしないと効果が無い」というのは、誤解です。
その原理についても、これから説明していきますが、
1日1分の運動でも、体は十分に変わっていくことができます。

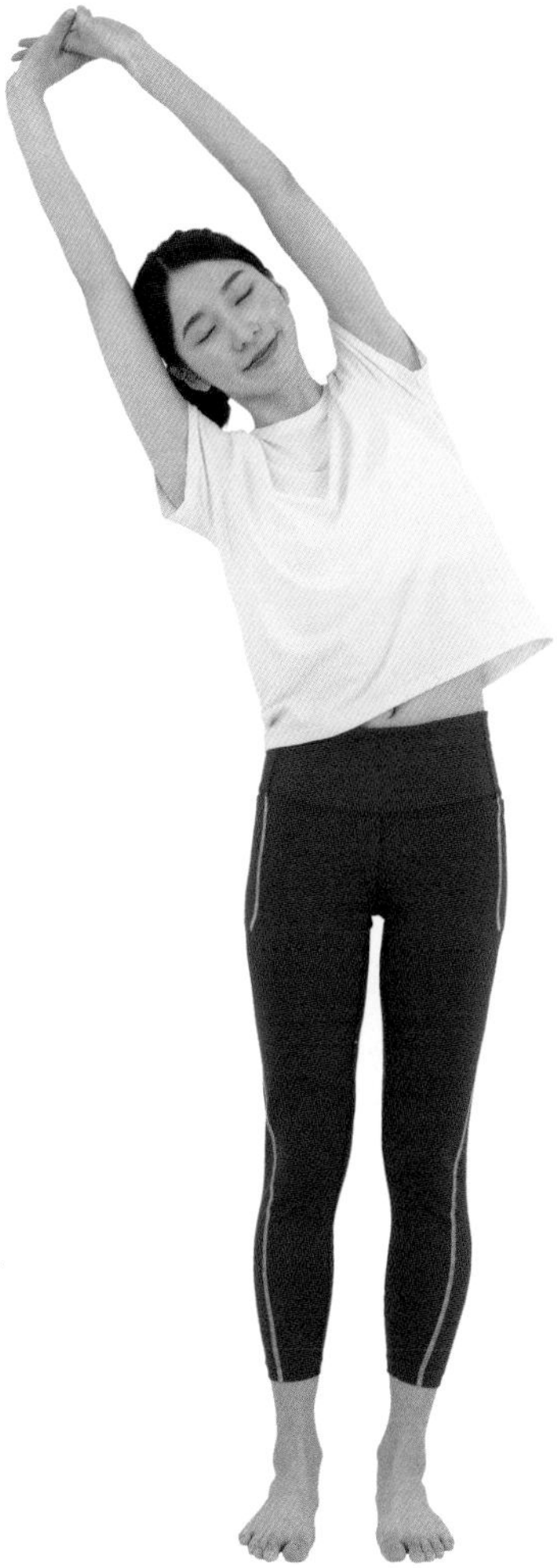

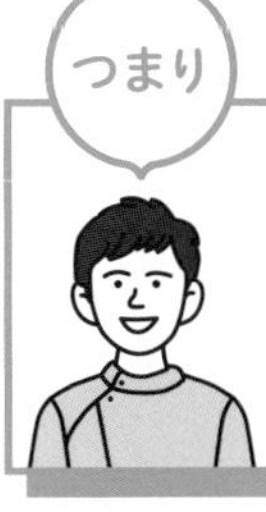

衰えを回復する運動に大切なのは、量より質。
安全性と網羅性（＝必要な場所に刺激が行き渡ること）がポイントです！

ヒトの動きには3種類しかない

ぼくらの体の基本の動きというのは、3種類だけです。

❶ 前後に倒す（前後軸）
❷ 左右に倒す（側屈軸）
❸ 左右にひねる（回旋軸）

立つのも座るのも、歩くのも走るのも、パソコンもスマホも……すべて、これらの動きの組み合わせです。

たった3種類であれば、健康を保つのも簡単そうに思えますよね。

ただし、現代の生活には、重大な偏りがあるのです。

たとえば、体を「前後に倒す」動作の一番わかりやすい例は、おじぎです。座ったり立ったりするのも、前後の動きです。つまり前後軸は、日常の中で問題なく活性化されています。

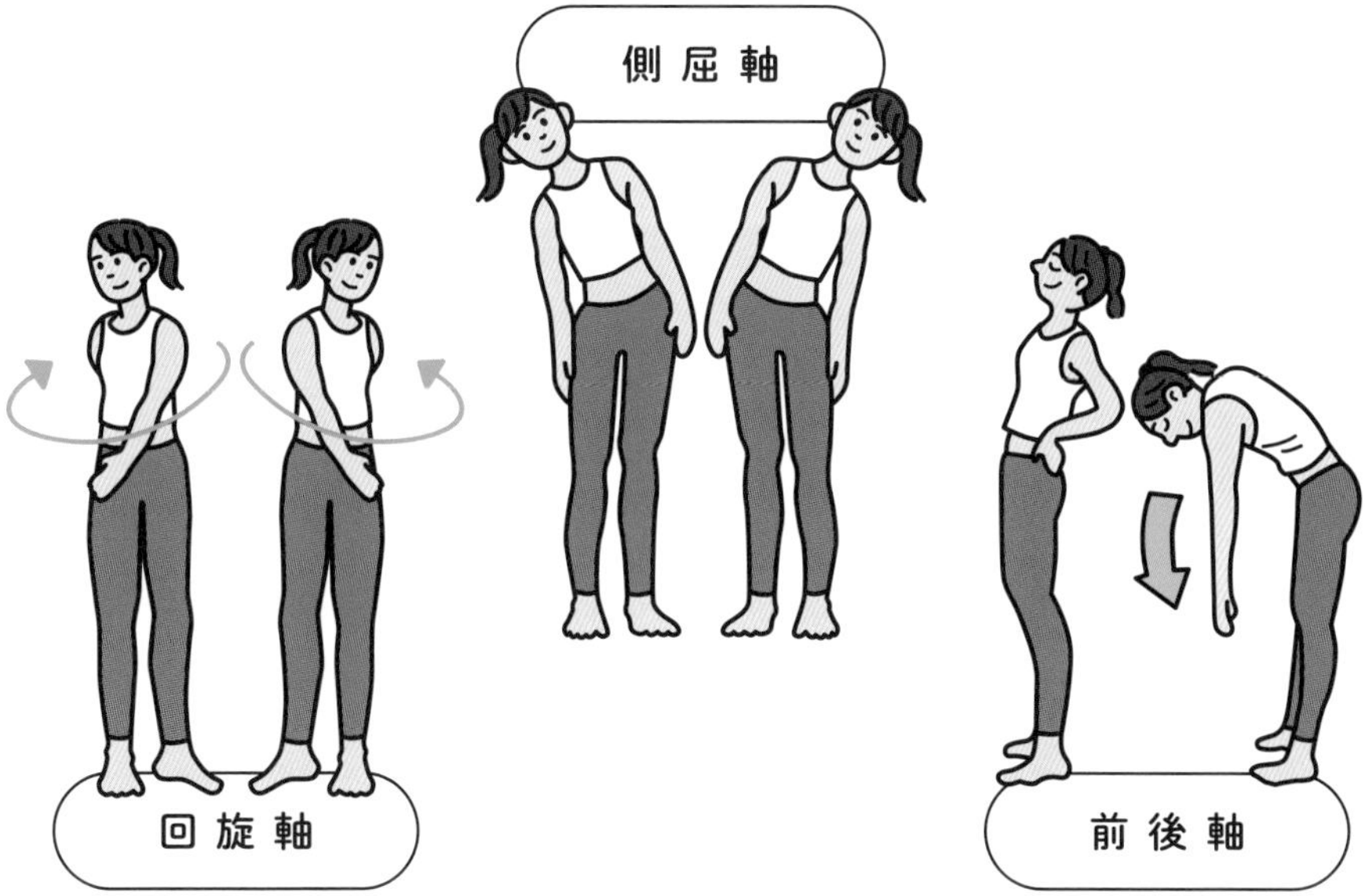

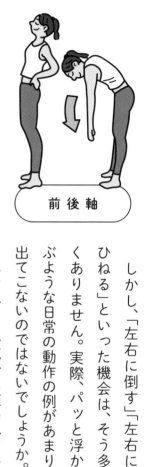

しかし、「左右に倒す」「左右にひねる」といった機会は、そう多くありません。実際、パッと浮かぶような日常の動作の例があまり出てこないのではないでしょうか。

こんなふうに、充分に使われていない動きに関わる筋肉や関節は、じわじわと確実に硬くなり、衰えていくのです。

いわば「サビつく」ようなイメージですね。

ただ逆に、足りないものが明確なのだから、補うのも簡単です。

「左右に倒す&ひねる」という刺激を、増やせばいいのです。

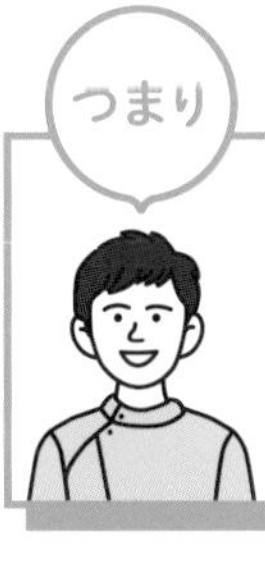

体幹の3パターンの動きのうち、現代の生活は「前後軸」ばかり。「側屈軸」と「回旋軸」が圧倒的に足りません！

3つの体操だけで、全身が元気になる!

体は使われていない部分から衰える。先ほどご説明したこの法則は、とても重要です。しかし裏を返せば、解決策もシンプル。

「使い直せば、体は蘇る」。

これもまた、真実です。

とはいっても……たとえば、全身を満遍なく使い直すなんてことを想像すると、大変に思うかも知れませんね。

でも、心配はいりません。ぼくらの体には「親玉」がいます。そこさえ活性化すれば、全身の「子分たち」も元気に息を吹き返す、体の中心。

それが、体幹(胴体)です。

体幹とは、その名の通り、体の「幹」にあたります。全身を養う内臓もすべて体幹の中にあります。

頭や両腕、両脚は、「枝葉」のように体幹から生えています。幹がしっかりした草木は青々としてたくましいように、体幹が安定したら、頭や手足も含めて、全身がしなやかに動きます。

すると丈夫な上に軽いため、疲れにくい。血流もよくストレスも溜めにくいので、万病に強い状態でいられます。

つまり、「体幹の3つの動き（前後軸、側屈軸、回旋軸）」がよくなれば、全身が元気になるのです。

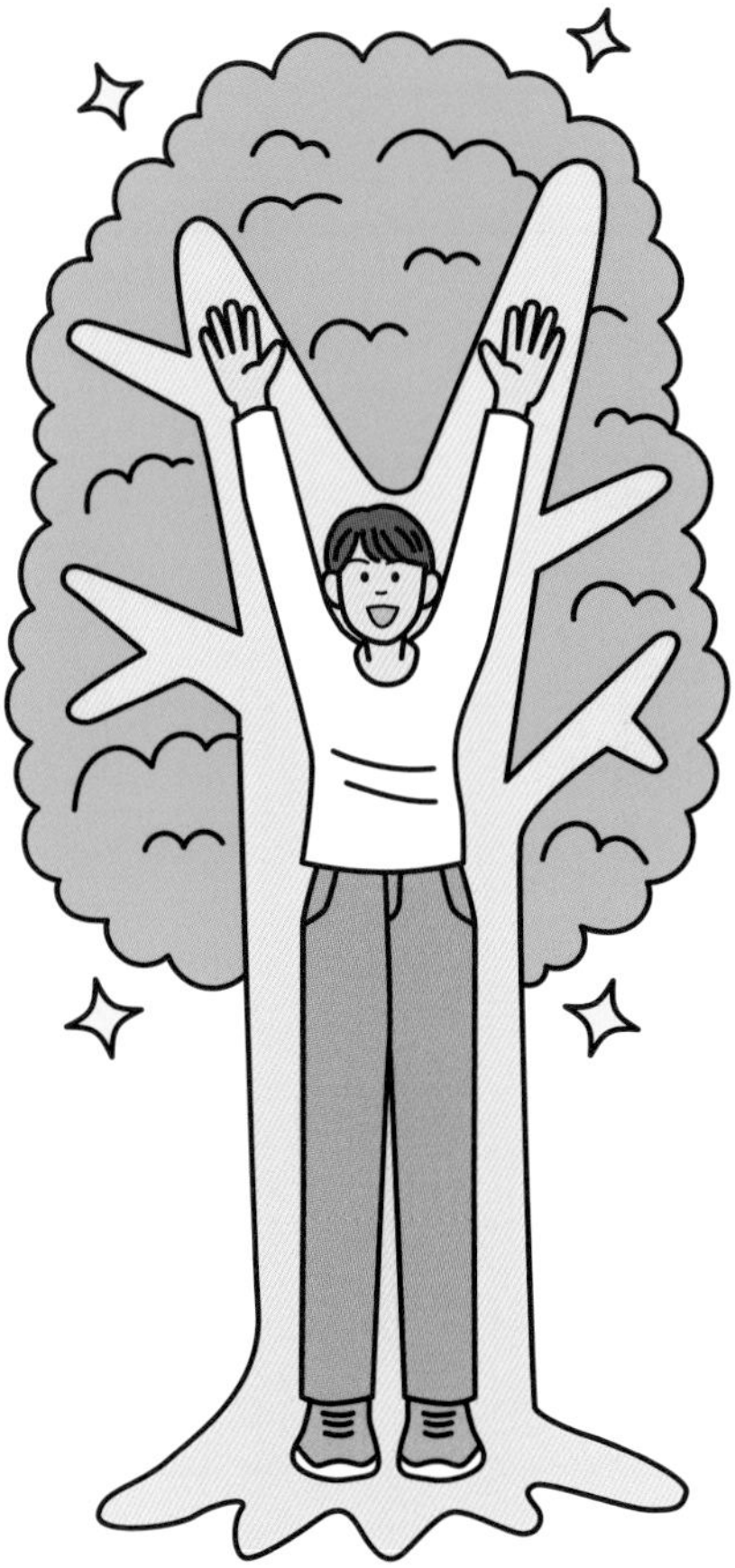

“体幹”がしっかりしていると、筋肉の伝達もうまくいき最大限の力を発揮できるようになり、万病を防ぐことにもつながる。

つまり

頭や手足は「体幹」から生えている。体幹さえ復活すれば、全身の動きのすべてが強く、軽くなります。

骨・筋肉・関節・血流・心肺まで、まとめて元気にしよう！

「健康に長生きするためには、何種類の運動が必要ですか？」。

こんな相談を受けることが、よくあります。

たしかに、筋肉のためには筋トレ、関節には体操、心肺のためにはジョギングなどなど……目的の数だけ必要な運動があるように言われていますよね。

でも、健康になるための手間ヒマがそんなに多大だったら、人生を充実させる余裕がなくなってしまう。

本末転倒ですよね。

それに、テレビによく紹介されるようなご長寿のおじいちゃんやおばあちゃんたちを思い出してみてください。たくさんの種目のトレーニングをされていた例を、見たことがありますか？

きっと、あんまり無いと思います(笑)。

ちなみに野生の動物も、トレーニングなんてしません。

ただし、ご長寿は畑仕事や庭仕事をされている傾向があったり、野生の動物は「狩り」を日々していたりします。

日常の動きの中で、全身がしっかりと活性化されているのです。

つまり大切なのは、手間ヒマをかけることではありません。

健康の必須条件を「効率よく網羅すること」です。

そのために、骨にも筋肉にも関節にも血流にも心肺にも充分な刺激となる体操を作りました。

たとえばスポーツでも、個人練習だけでは強くなれませんよね。

「チーム練習」を繰り返してこそ、全体が強くなります。

体もまったく同じで、一括で活性化すると「チーム」としての総合力が上がります。

それでこそ、疲労や転倒やケガ、不調や病気を遠ざけることができるのです。

つまり

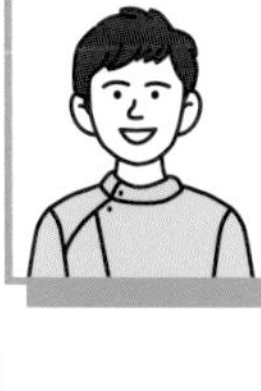

個別でなく「まとめて動かす」からこそ連動性がよくなる。体全体が「チーム」となって機能が上がり、あらゆる不調が減る。

たけのこ体操

心肺機能と肩甲骨、リンパの巡りを活性化

まずは、側面を中心に、縮こまった体を伸ばす「たけのこ体操」を行いましょう。特に脇が固まっている人が多く、ゆるめることで胸まわりの筋肉が解放され、呼吸がしやすくなります。「のびのび(伸び伸び)」できる自由な体を取り戻す一歩目として、ふさわしい体操です。

たけのこ体操で効果が期待できること

全身の血流(特に側面)、体幹の活性(左右に倒す側屈軸)

首こり、肩こり、背中の張り、腰痛(高い位置)、骨盤の上下ゆがみ、呼吸の深さ、頭がボーッとする、めまい・フラつき、気力・体力、日中の眠さ、不安感、焦燥感、背骨の柔軟性、腋窩リンパ節の巡り

たけのこ体操のポイント

① 真上に伸びる動き

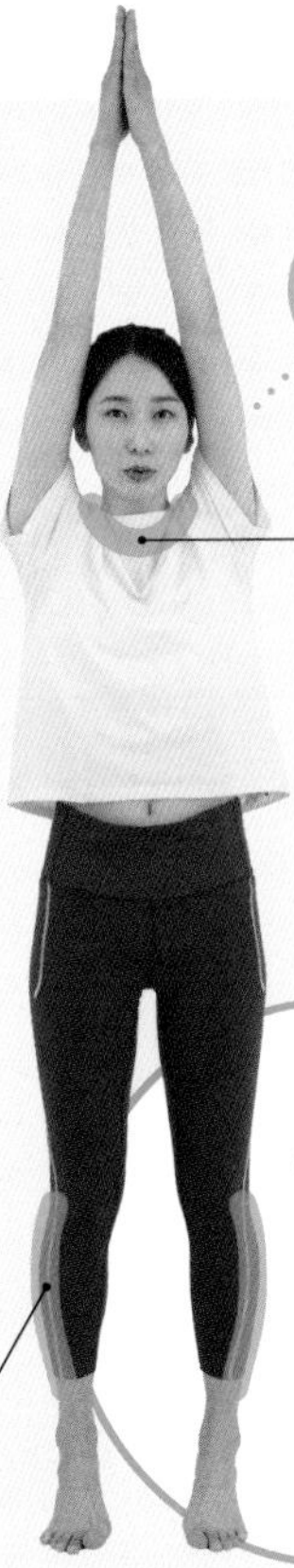

首と肩の僧帽筋が
縮んでゆるむ

第二の心臓
（ふくらはぎ）を強化

② 上体を横に倒す動き

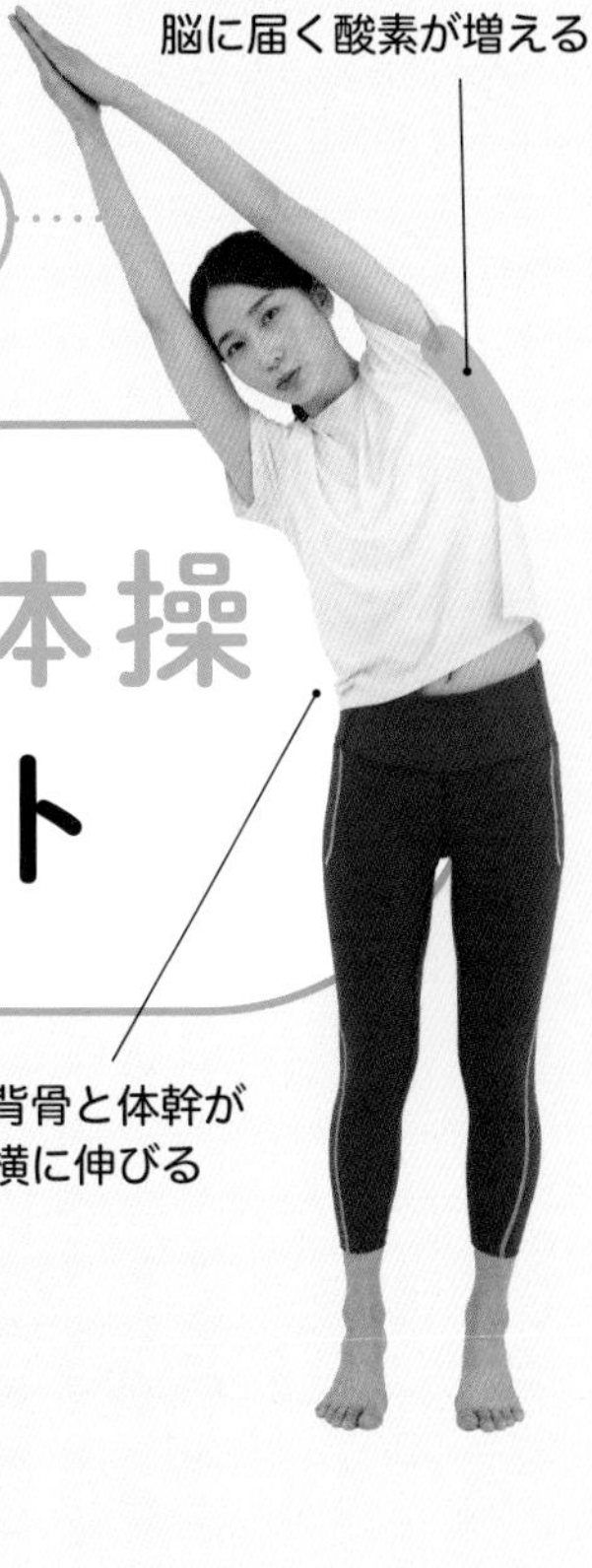

肺（呼吸）を助ける
前鋸筋が伸びて
脳に届く酸素が増える

背骨と体幹が
横に伸びる

③ 骨盤を刺激する動き

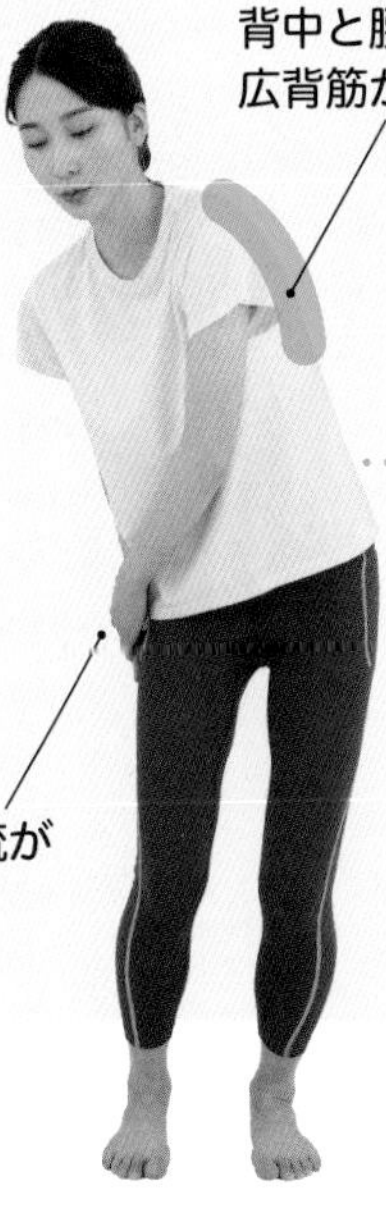

背中と腰を支える
広背筋が伸びる

骨盤の血流が
上がる

詳しいやり方は次のページから！

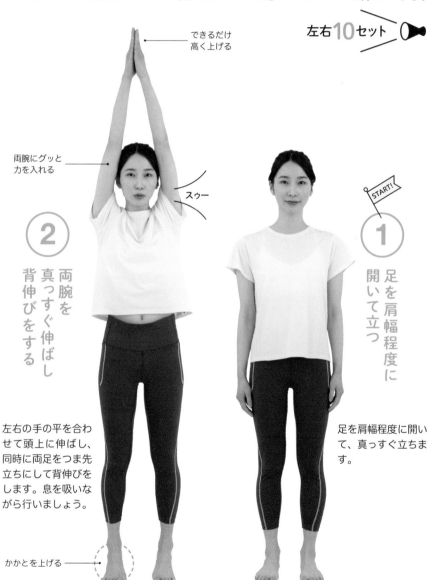

たけのこ体操のやり方

体の伸びを気持ちよく感じられる体操です。左右1セットを4秒ほどかけて行いましょう。足元がフラつく場合は、ペースを落としてゆっくり行っても○。

左右10セット

1 足を肩幅程度に開いて立つ

START!

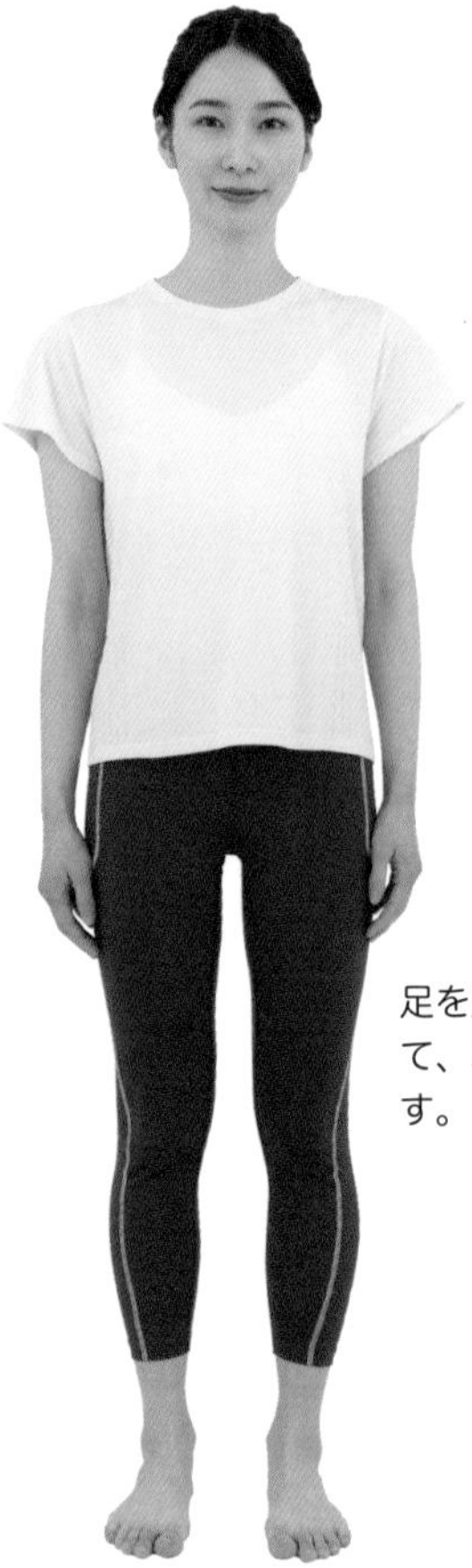

足を肩幅程度に開いて、真っすぐ立ちます。

2 両腕を真っすぐ伸ばし背伸びをする

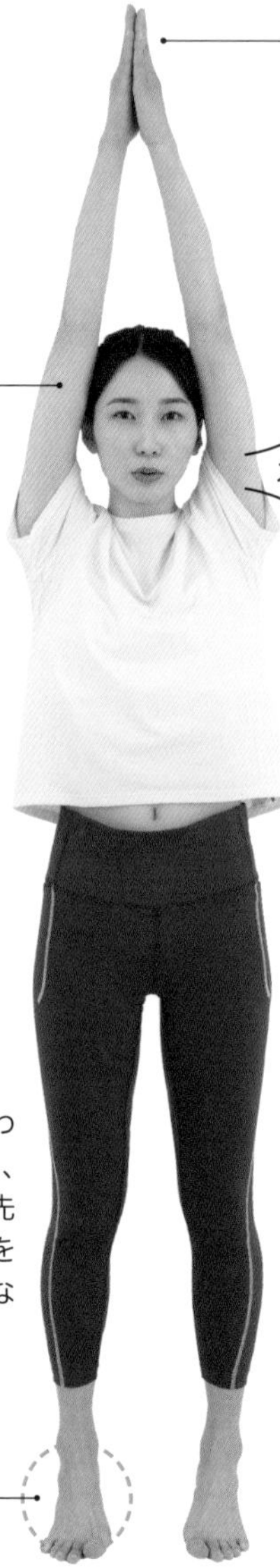

できるだけ高く上げる
両腕にグッと力を入れる
スゥー
かかとを上げる

左右の手の平を合わせて頭上に伸ばし、同時に両足をつま先立ちにして背伸びをします。息を吸いながら行いましょう。

WORK OUT!

3 腕を伸ばしたまま横に傾ける

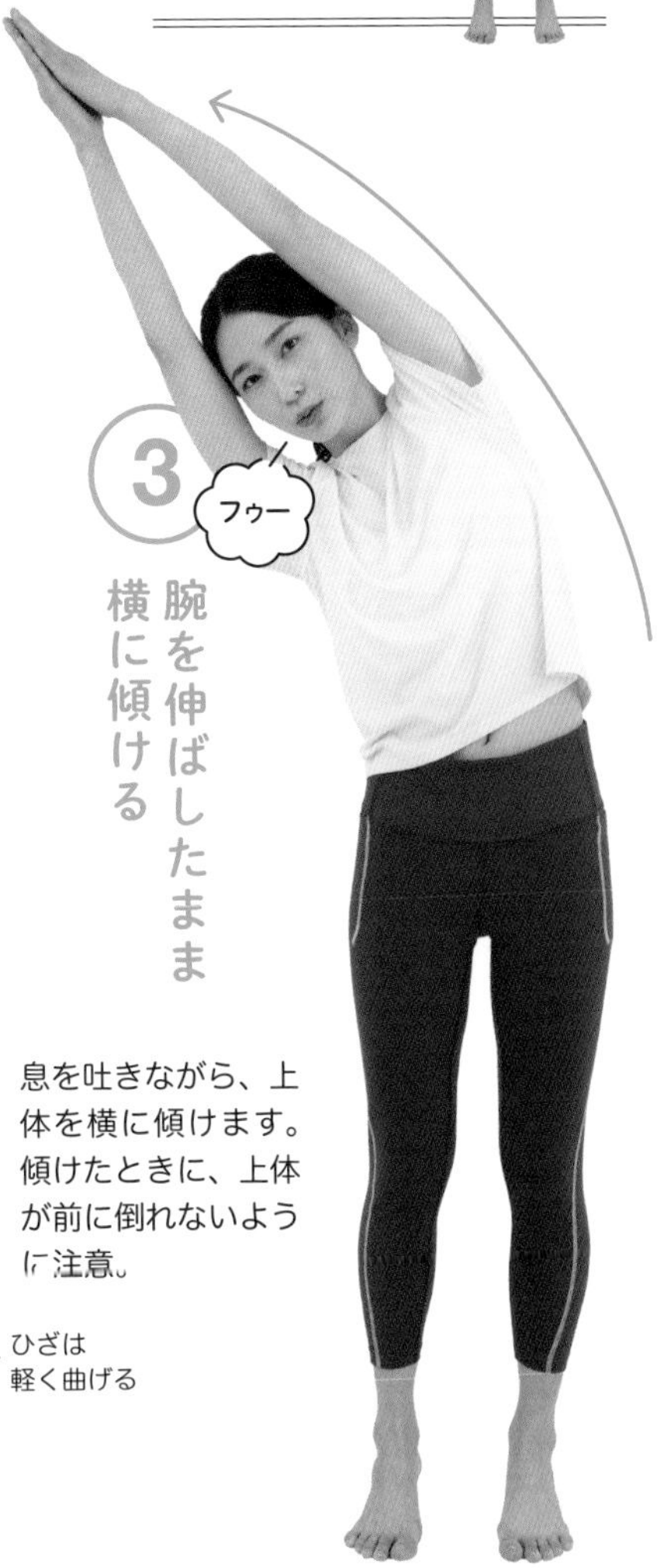

息を吐きながら、上体を横に傾けます。傾けたときに、上体が前に倒れないように注意。

これでもOK!

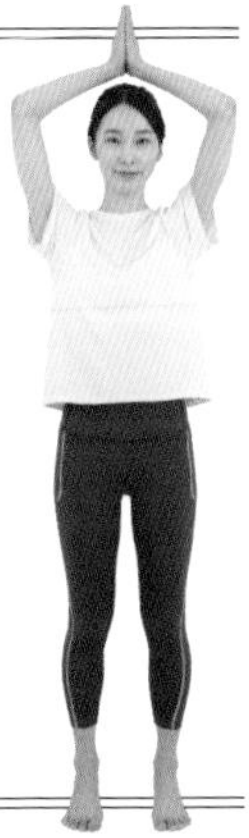

腕を真上に伸ばすのがツラい場合は、ひじを曲げて行いましょう。また、つま先立ちをしたときに足首に痛みが出る人は、足首の動きを小さくするか、かかとを下ろしたまま行い、痛みが出ないように調整を。

4 両腕とかかとを下ろしお尻を軽くたたく

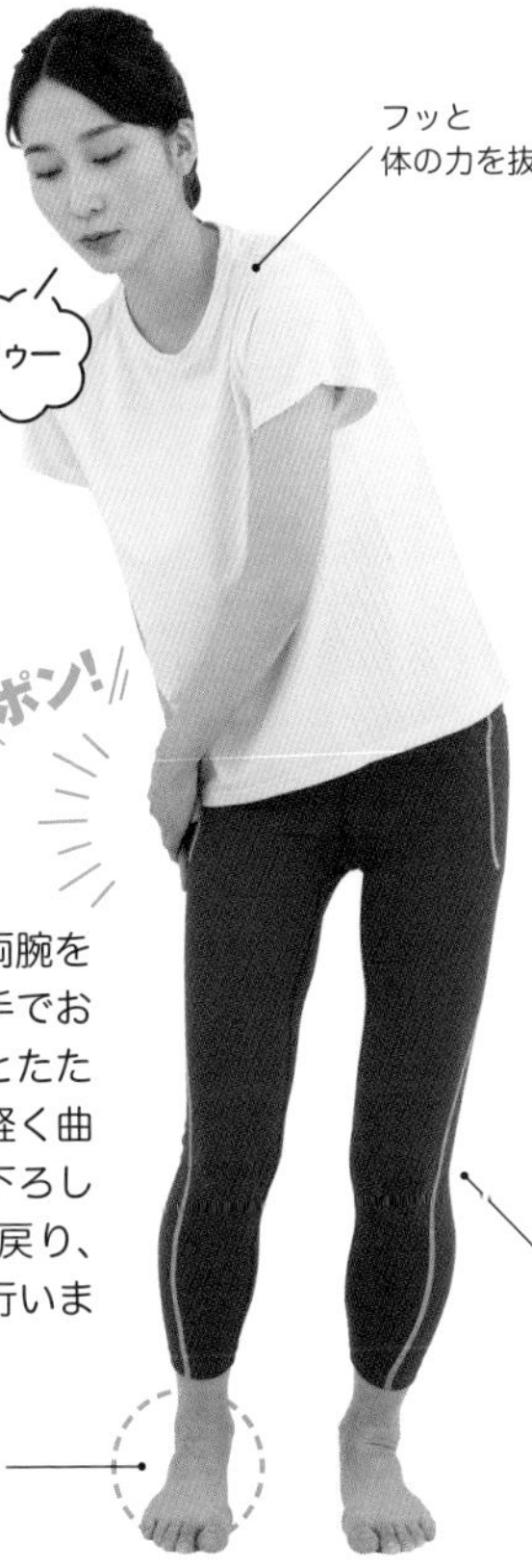
フッと
体の力を抜く
フゥー
ポン!
ひざは
軽く曲げる
かかとを下ろす

体を丸めながら両腕を横に下ろし、両手でお尻の横をポン！とたたきます。ひざは軽く曲げて、かかとは下ろしましょう。②に戻り、反対側も同様に行います。

OK!

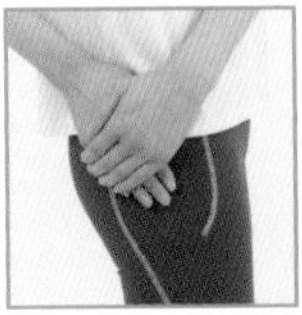

NG!

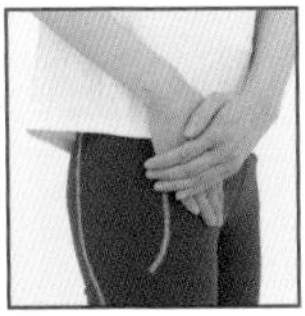

お尻を叩く位置は、
やや後ろ側を意識して。

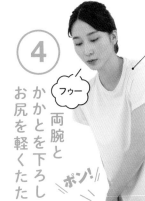

一括体操 ikkatsu exercise 02

バナナ体操

背すじと骨盤をしなやかにしつつ、足腰の骨を強化！

続いて、体の前後の動きと巡りを改善する「バナナ体操」を行いましょう。長時間椅子に座っていることが多い現代人は、上体が丸まって固まりがち。反らす動きでバランスを取りつつ、活性化します。また、上体を丸め切って重力に任せると自然と体がリラックスします。

バナナ体操で効果が期待できること

全身の血流（特に前後面）、
体幹の活性（前後に倒す前後軸）

猫背、肩こり、腰の丸み、腰痛（低い位置）、
骨盤の前後ゆがみ、股関節の問題、膝痛、
力みグセ（緊張グセ）、お腹の張り、消化系、
喉の詰まり感・違和感、動悸、不整脈、
脚の骨の強さ、鼠径リンパ節の巡り、

WORK OUT!

バナナ体操のポイント

① 上体を後ろに倒す動き

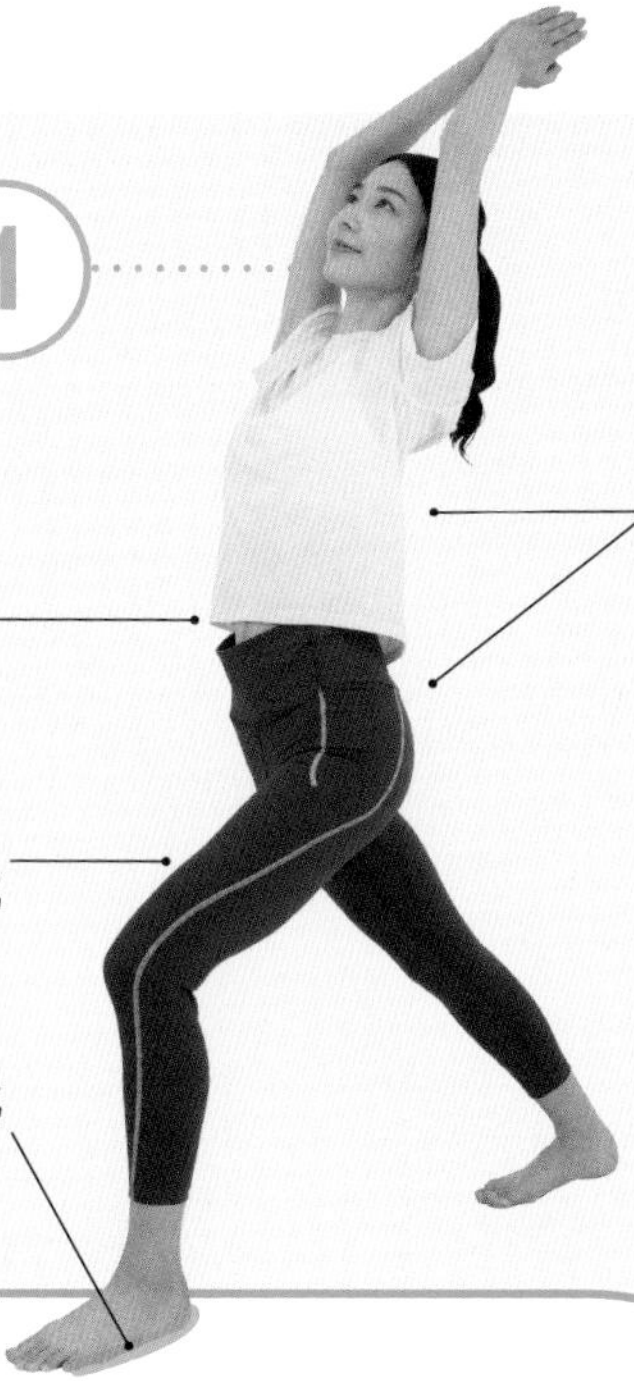
猫背と丸い腰をリセット
腹筋を伸ばしてお腹の血流 UP
ひざを支える太腿の筋肉を強化
重力刺激で脚の骨を強化

② 上体を前に脱力する動き

体がゆるんで血流UP
骨盤と股関節が大きく動いて活性化

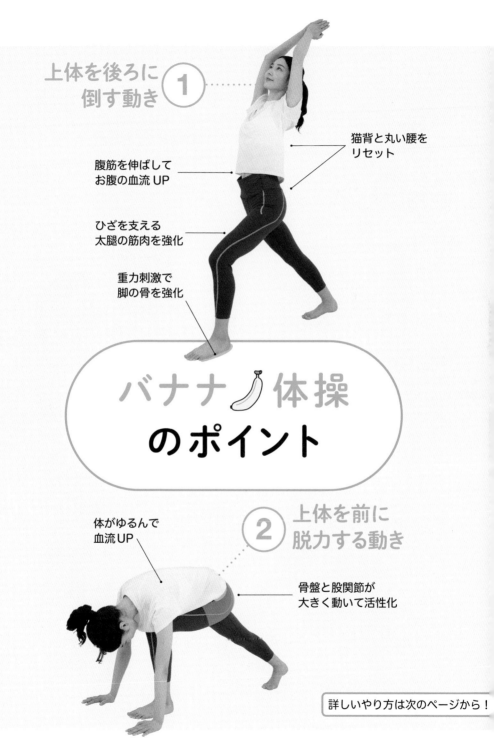

詳しいやり方は次のページから！

バナナ体操のやり方

体をダイナミックに反らすこの動きは、胸が開いて背中にも刺激が伝わりリラックス効果も抜群。③の動きで体をしっかり脱力させるのが効かせるコツです。

左右5セット

1 両足を軽く開いて立つ

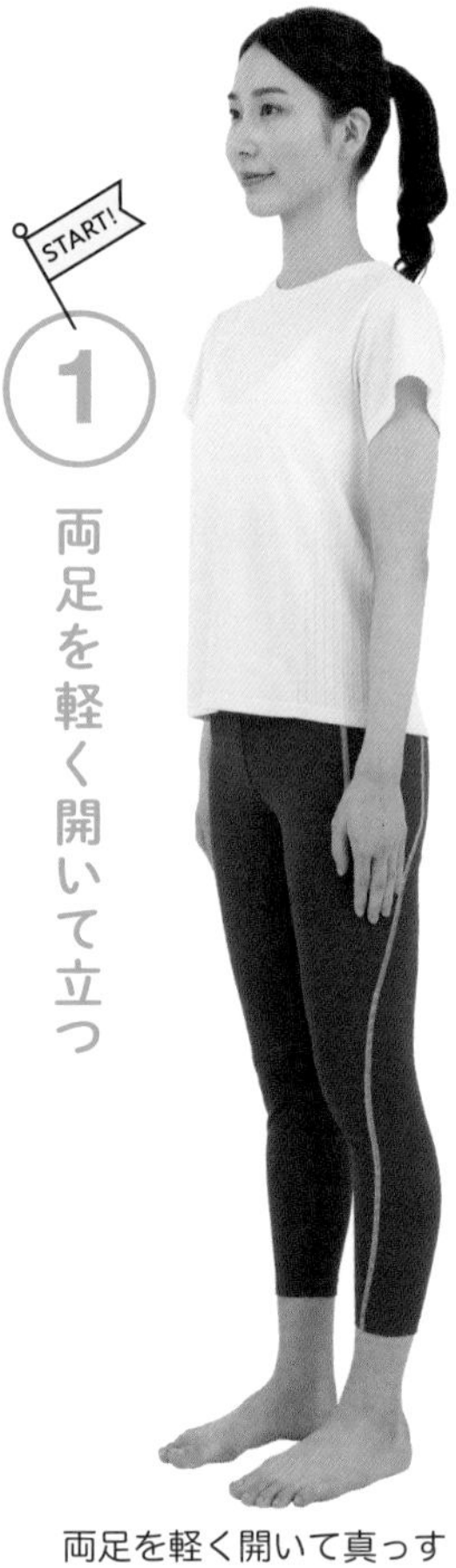
START!

両足を軽く開いて真っすぐに立ちます。

2 両腕を伸ばして体を反らし片足を踏み出す

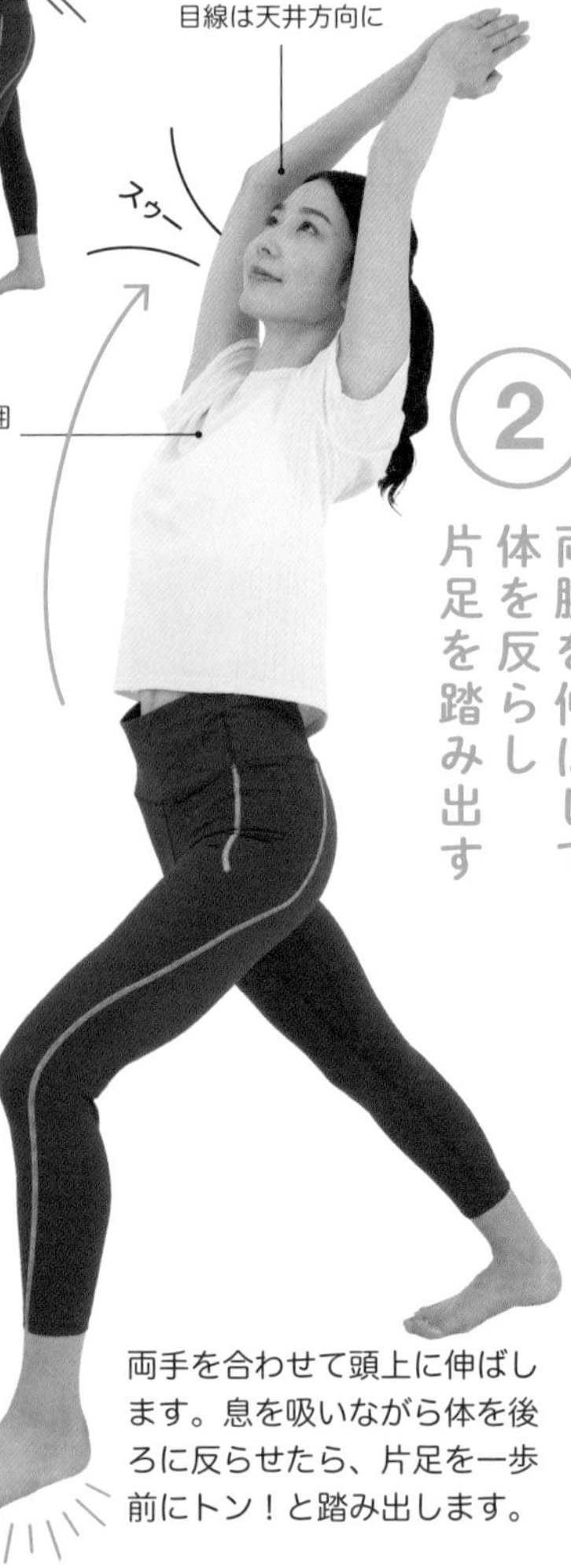
目線は天井方向に
スゥー
痛みのない範囲まで反らす
トン!

両手を合わせて頭上に伸ばします。息を吸いながら体を後ろに反らせたら、片足を一歩前にトン！と踏み出します。

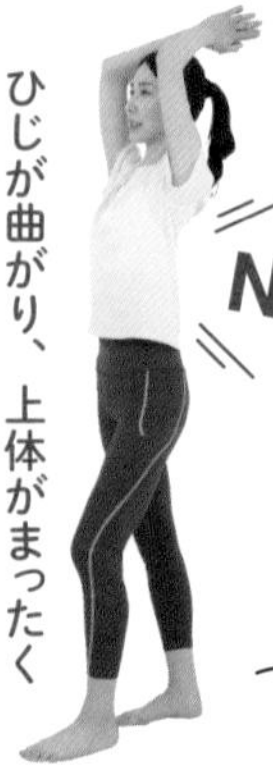
NG!

ひじが曲がり、上体がまったく反らせていない状態。

これでも
OK!

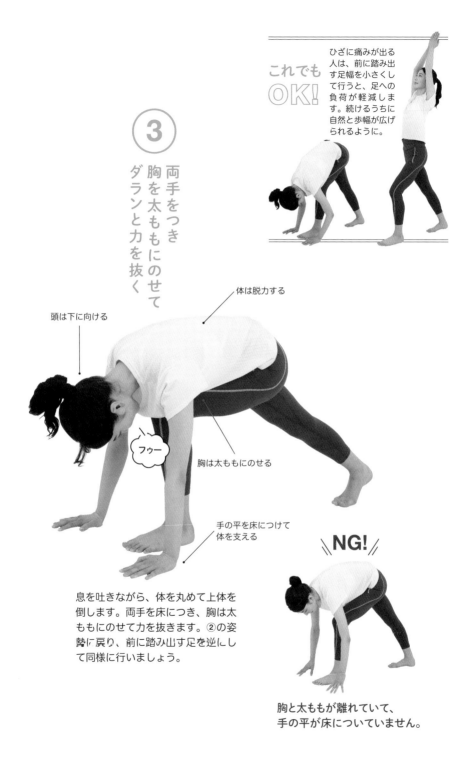

ひざに痛みが出る人は、前に踏み出す足幅を小さくして行うと、足への負荷が軽減します。続けるうちに自然と歩幅が広げられるように。

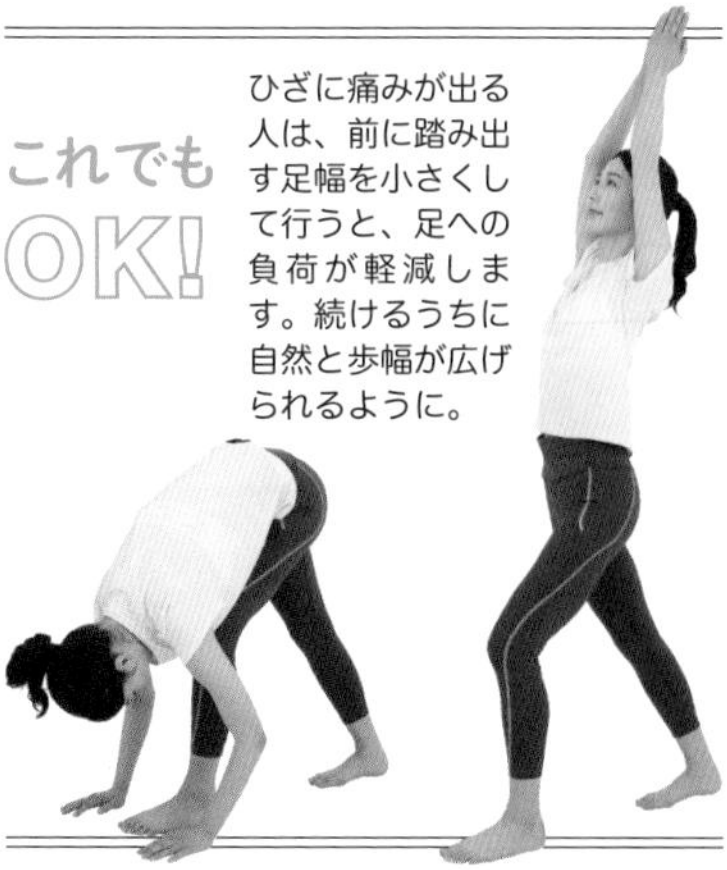

③ 両手をつき胸を太ももにのせてダランと力を抜く

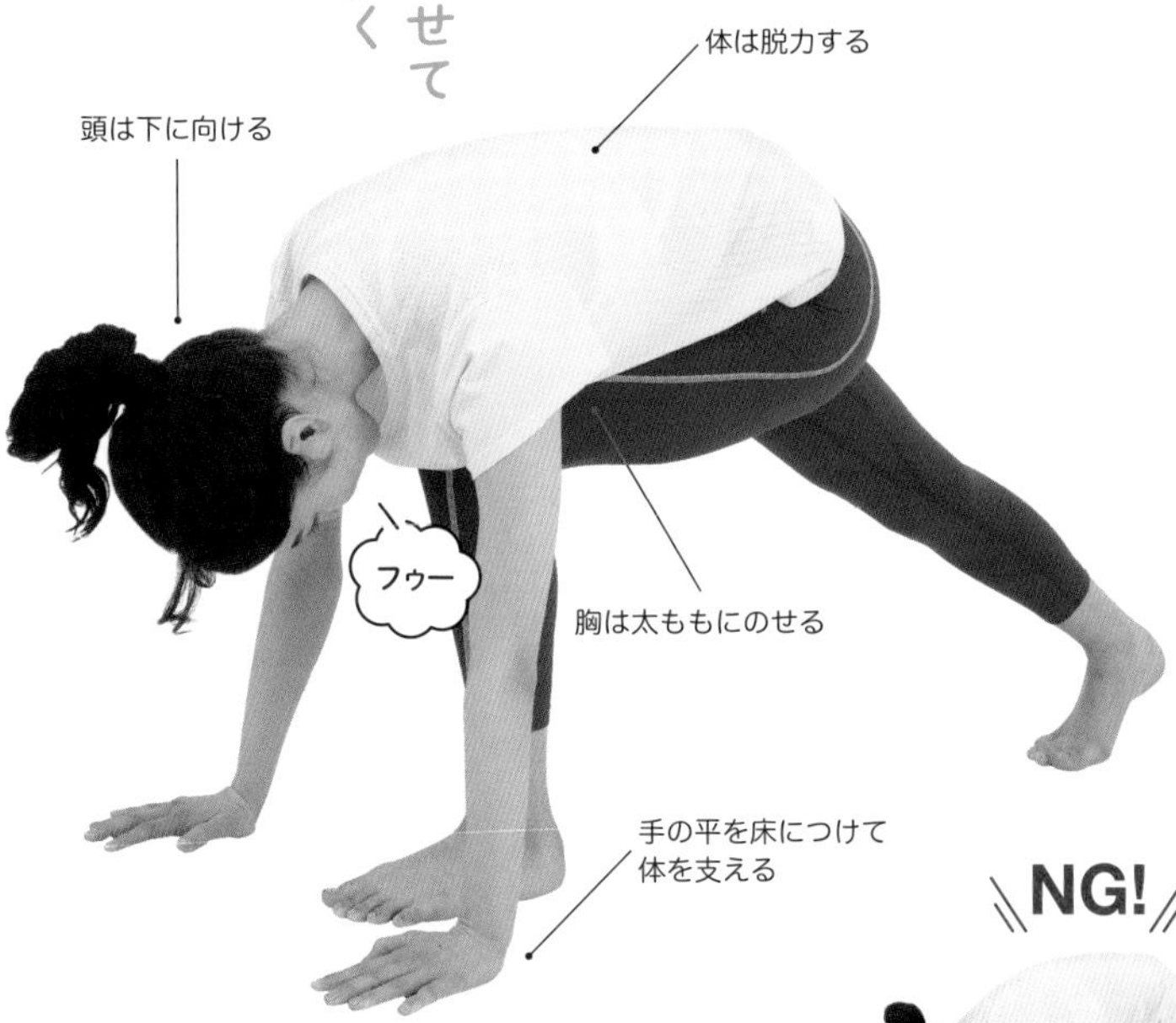
体は脱力する
頭は下に向ける
フゥー
胸は太ももにのせる
手の平を床につけて体を支える

息を吐きながら、体を丸めて上体を倒します。両手を床につき、胸は太ももにのせて力を抜きます。②の姿勢に戻り、前に踏み出す足を逆にして同様に行いましょう。

NG!

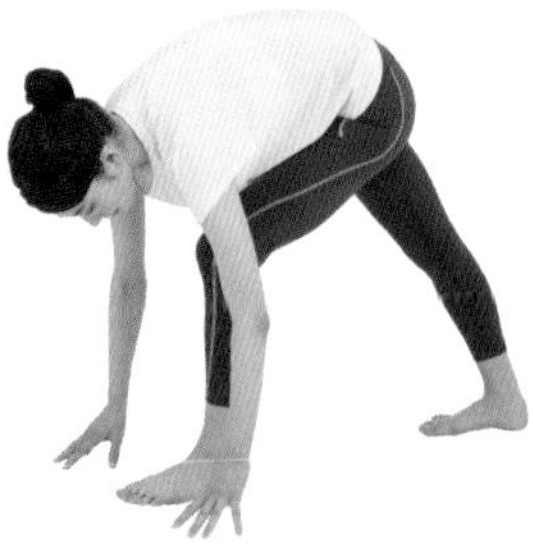

胸と太ももが離れていて、手の平が床についていません。

一括体操 ikkatsu exercise 03

こんにゃく体操

腎臓の活性化&神経をゆるめて「回復上手」な体に!

仕上げに、回旋の動きを整える「こんにゃく体操」を行いましょう。雑巾を絞ると水が出てくるように、背骨を絞る(ひねる)ことで背中の血流を促します。背中が潤って柔らかくなると神経もゆるんで自然にリラックスできます。そのため、この体操は最後にやりましょう。

こんにゃく体操で効果が期待できること

全身の血流(特に背骨周辺)、
体幹の活性(左右にひねる回旋軸)

背骨のゆがみ(固さ・側湾)、肩こり、
腰痛(脇腹に近い位置)、骨盤の回旋ゆがみ、
腕・ひじ・手首・手指の疲れや痛み、
疲れやすさ(慢性疲労)、腎臓の疲れ、
浅い眠り、力みグセ(緊張グセ)

体の力を抜いたまま
上体と腕を左右に振る動き

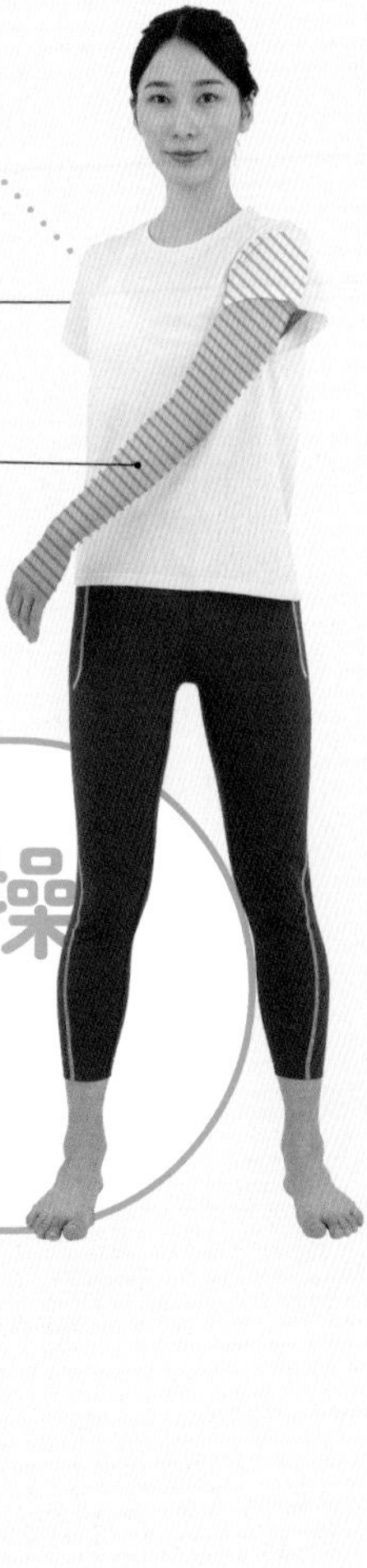
背骨全体にうねる
ような刺激を与える
肩～手指が脱力して
血流UP

こんにゃく体操のポイント

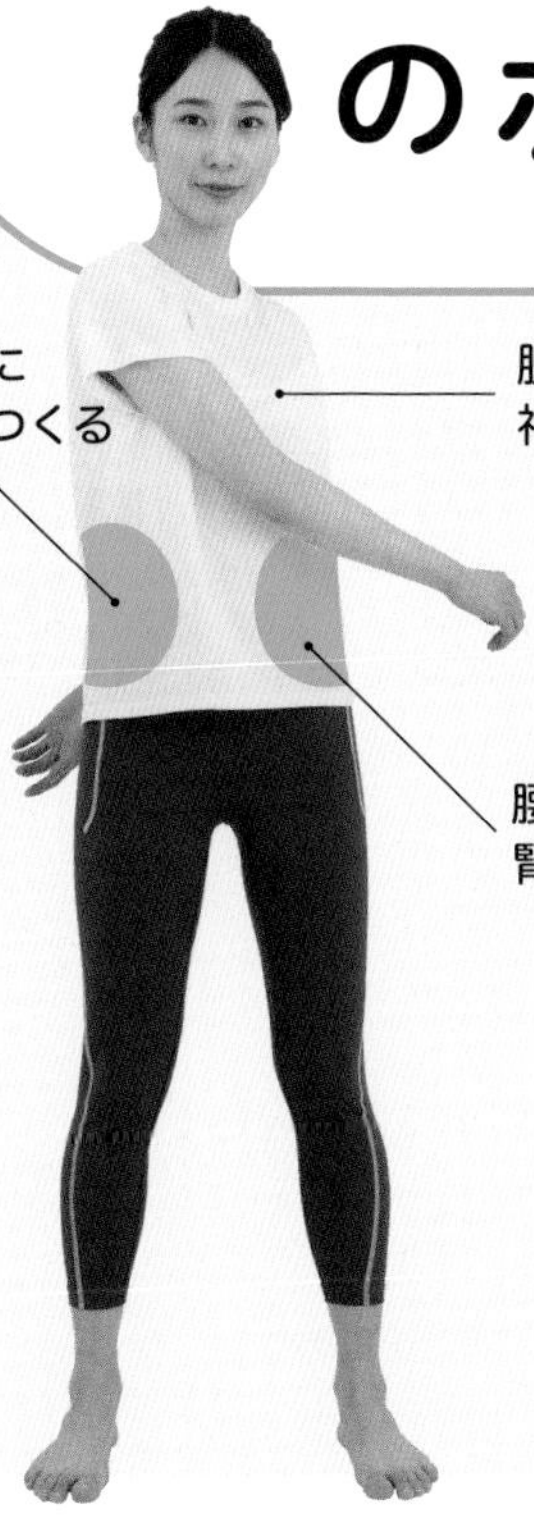
腰と脇腹に
くびれをつくる
脱力×リズム運動で
神経がゆるむ
腰骨の回旋刺激が
腎臓を活性化

詳しいやり方は次のページから

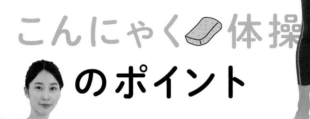

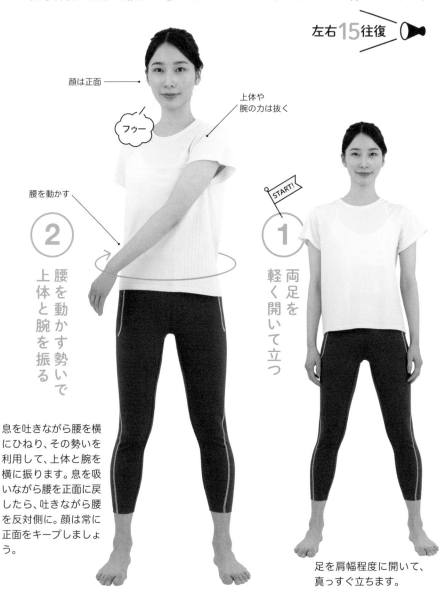

こんにゃく体操のやり方

ラジオ体操でも見たことがあるこの動きのもとは、中国の「スワイショウ」という健康体操。左右の動きで2秒くらいのペースで、リズミカルに行いましょう。

左右15往復

1 両足を軽く開いて立つ

START!

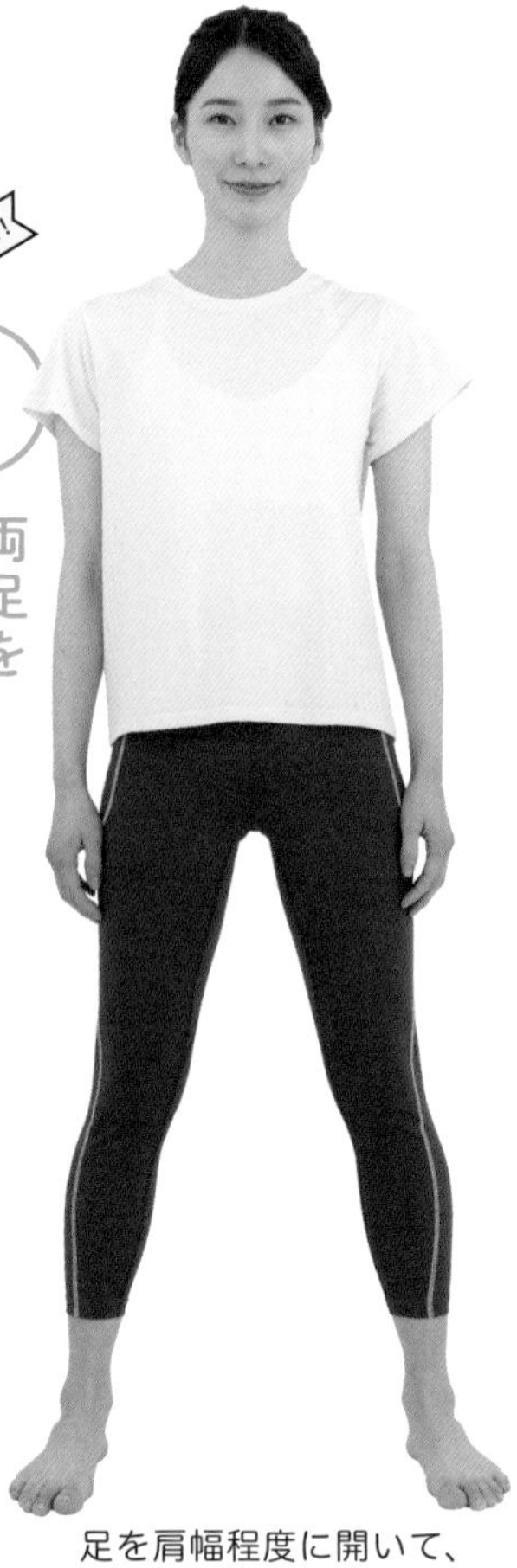

足を肩幅程度に開いて、真っすぐ立ちます。

2 腰を動かす勢いで上体と腕を振る

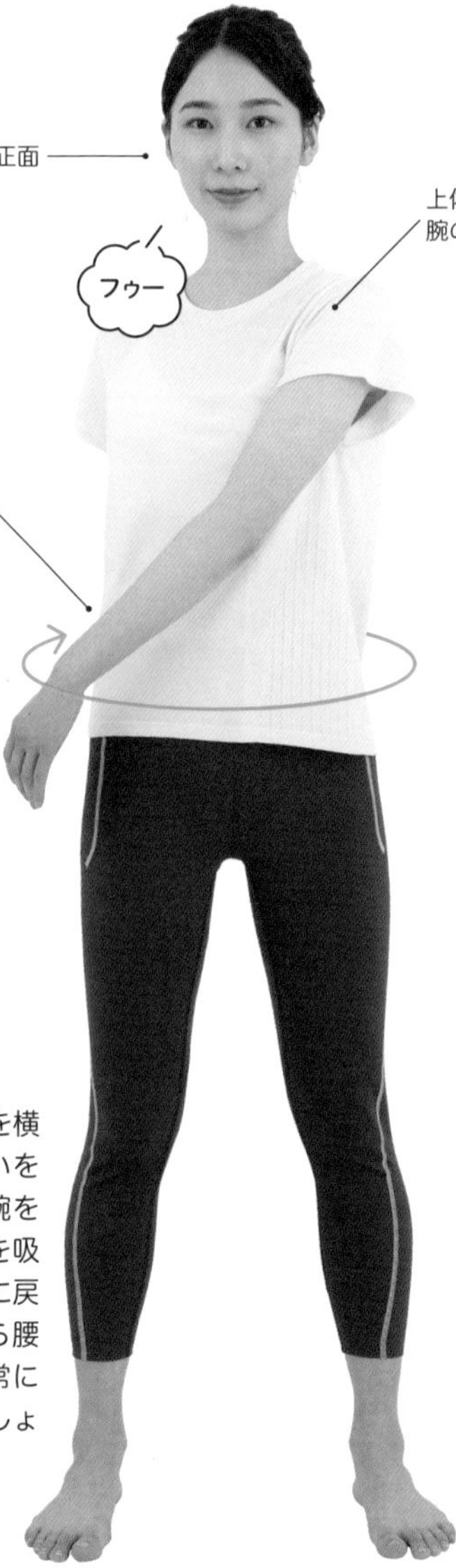
顔は正面
上体や腕の力は抜く
フゥー
腰を動かす

息を吐きながら腰を横にひねり、その勢いを利用して、上体と腕を横に振ります。息を吸いながら腰を正面に戻したら、吐きながら腰を反対側に。顔は常に正面をキープしましょう。

WORK OUT!

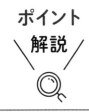

ポイント解説

動かすのは腕ではなく腰。腰を動かすことで、腕の動きがついてくるイメージです。「でんでん太鼓」のように動けていたら大正解。顔は動きにつられず、目線は常に正面に向けましょう。

NG!

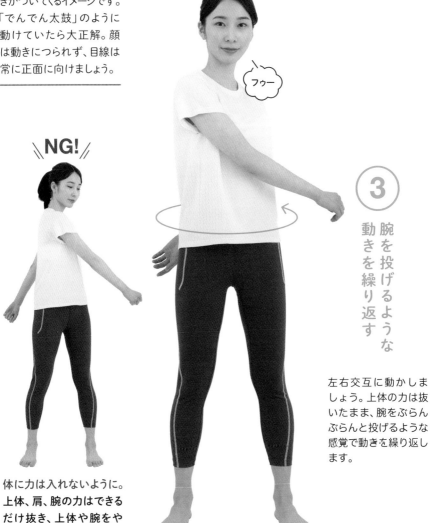

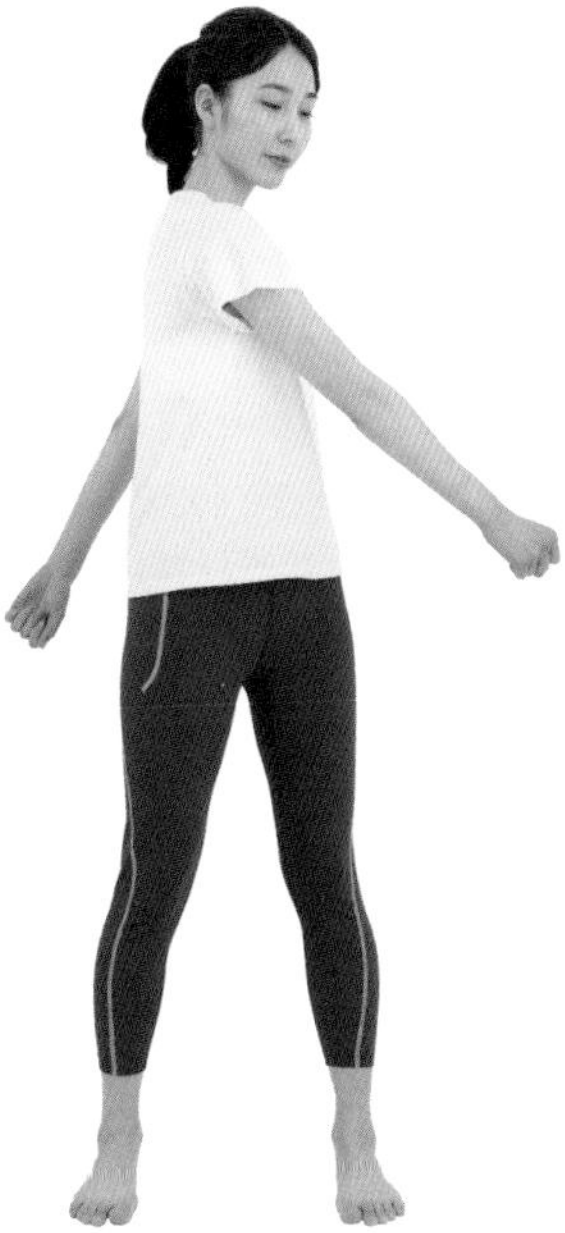

体に力は入れないように。**上体、肩、腕の力はできるだけ抜き、上体や腕をやわらかく使います。**

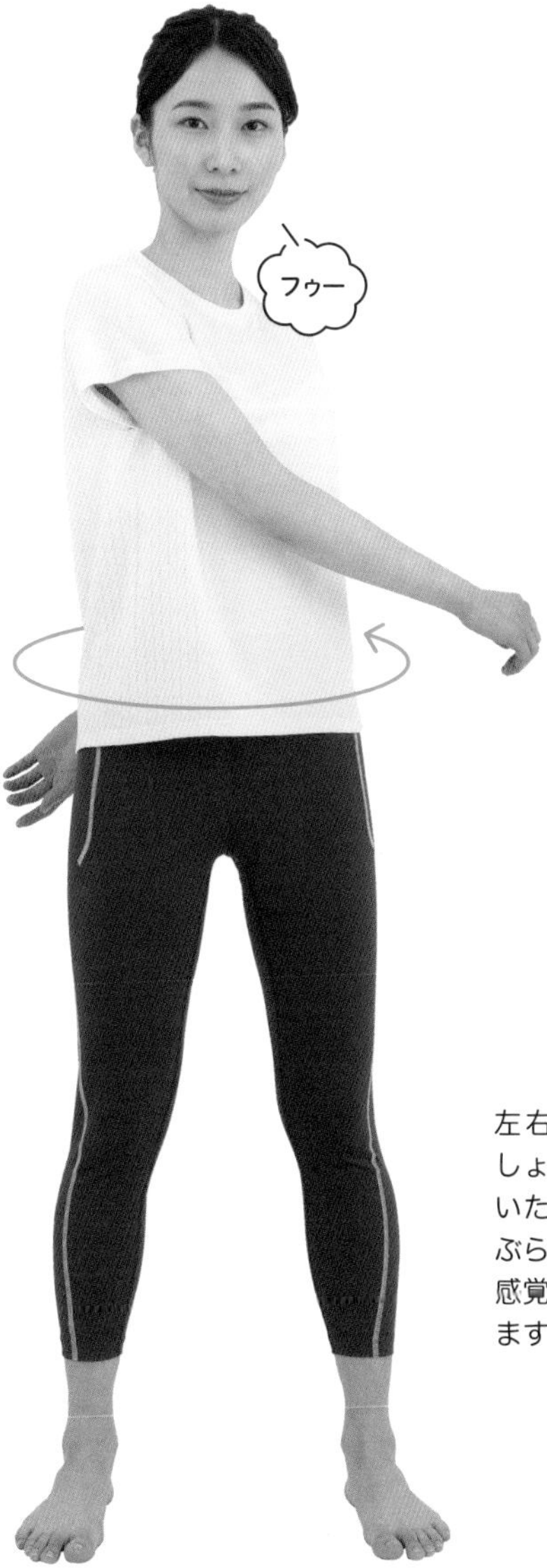

3

腕を投げるような動きを繰り返す

左右交互に動かしましょう。上体の力は抜いたまま、腕をぶらんぶらんと投げるような感覚で動きを繰り返します。

一括体操の
効果を上げる
5つのコツ

さて、ここまで紹介した3つの体操はいかがでしたか？ 初めて見るものですから、難しく感じたかも知れませんね。

ただ、安心して下さい。「なんとなく」動きをマネするだけでも、結構効果はあります（笑）。

というのも、新しい種類の動きを実行してみる、というプロセスがすでに、脳にも筋肉にも大きなプラスだからです。

さらに、これから紹介する5のコツを意識すると、健康効果はさらに増します。体操の動きに慣れてきた頃にでも、ぜひ意識してみてください。これらのコツは、いきなりすべて覚えなくても大丈夫です。

まずは、やりやすいものを１つだけ選んで、それだけを試してみましょう。慣れたら次の１つを試す……というペースで充分ですからね。

効果を上げるコツ 1 「呼吸を意識する」

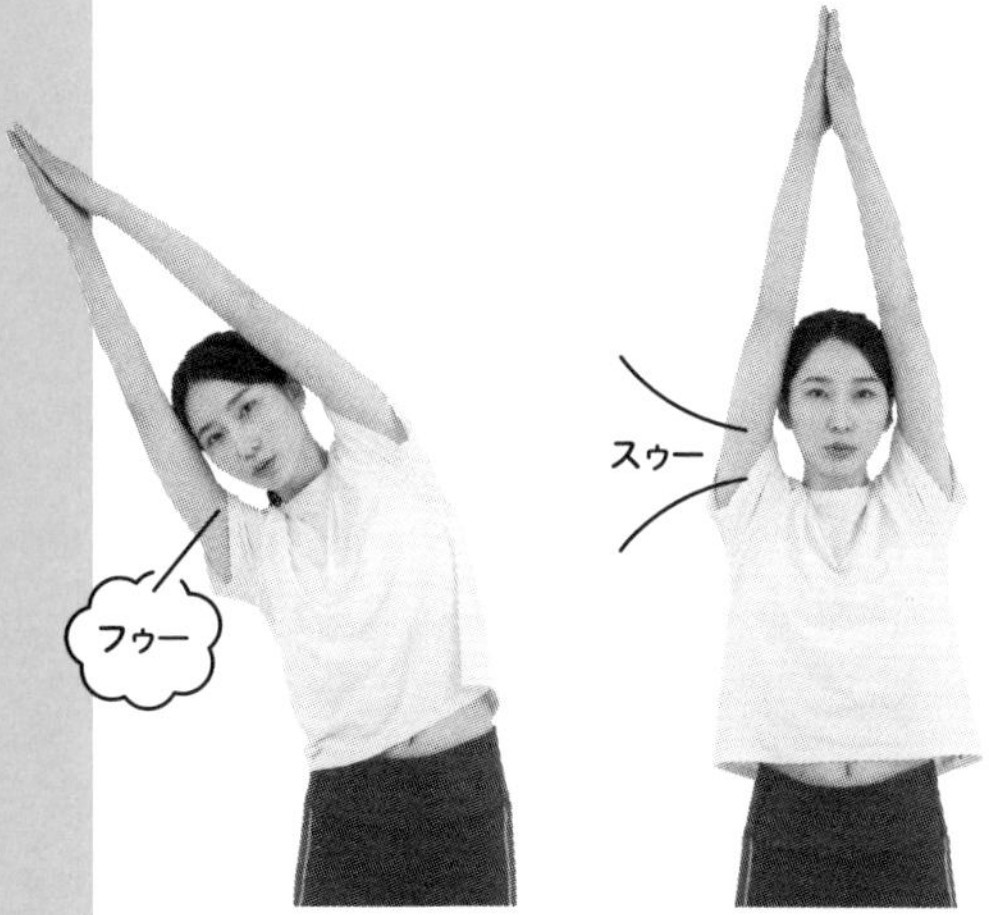

【縮める／吐く】【伸ばす／吸う】

体を伸ばす動きのときに息を吸い、縮める動きのときに吐くようにしましょう。呼吸によって血流促進の効果がさらに上がりますし、体操自体が「呼吸法」を兼ねることになりますので一石二鳥です。肺を鍛え、基礎代謝を上げる効能が促されます。

効果を上げるコツ 2 「落差をつける」

体を伸ばす動きのときに「グッ」と短く力を入れて、体を縮める動きのときには「フーッ」と力を抜きます。この力を入れるときと抜くときの「落差」で、筋肉や神経がほぐれて、リラックス効果が上がります。

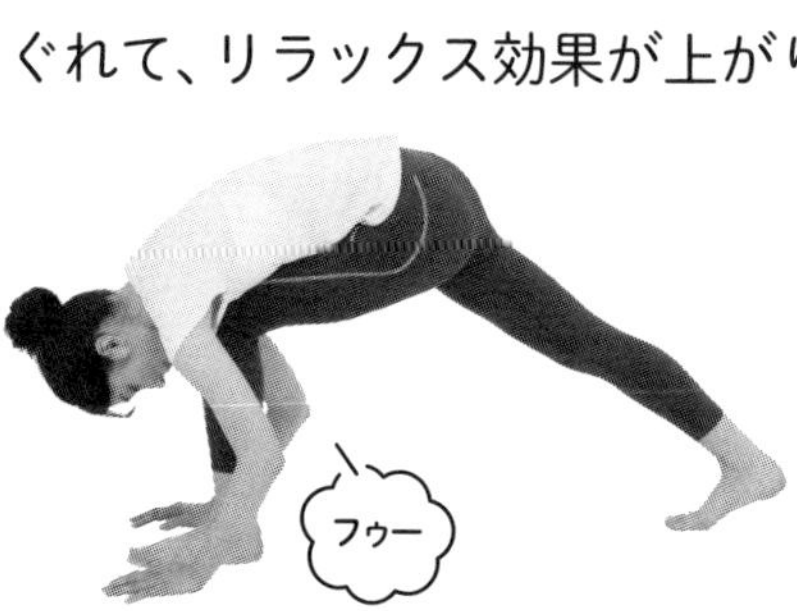

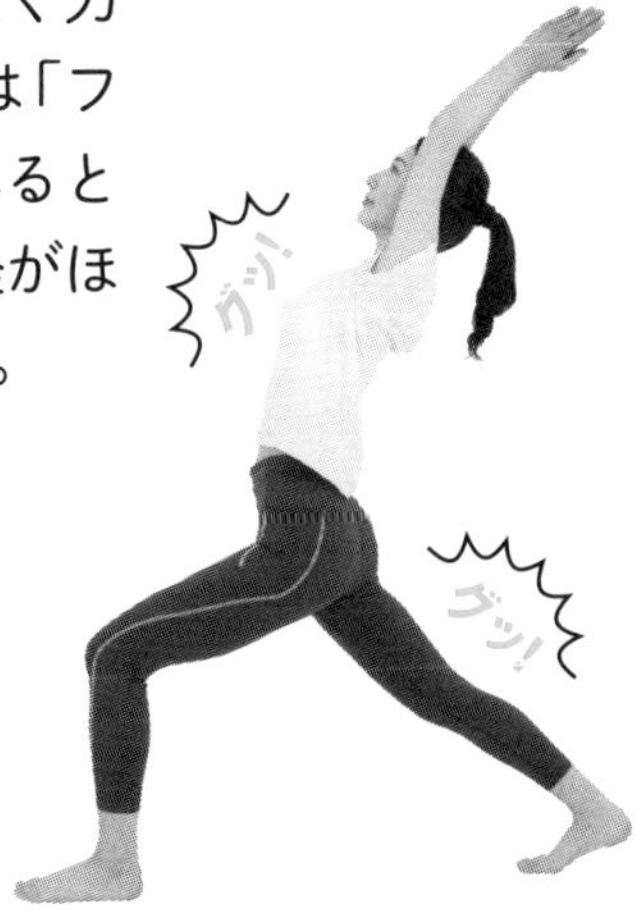

効果を上げるコツ3 「背骨を動かす」

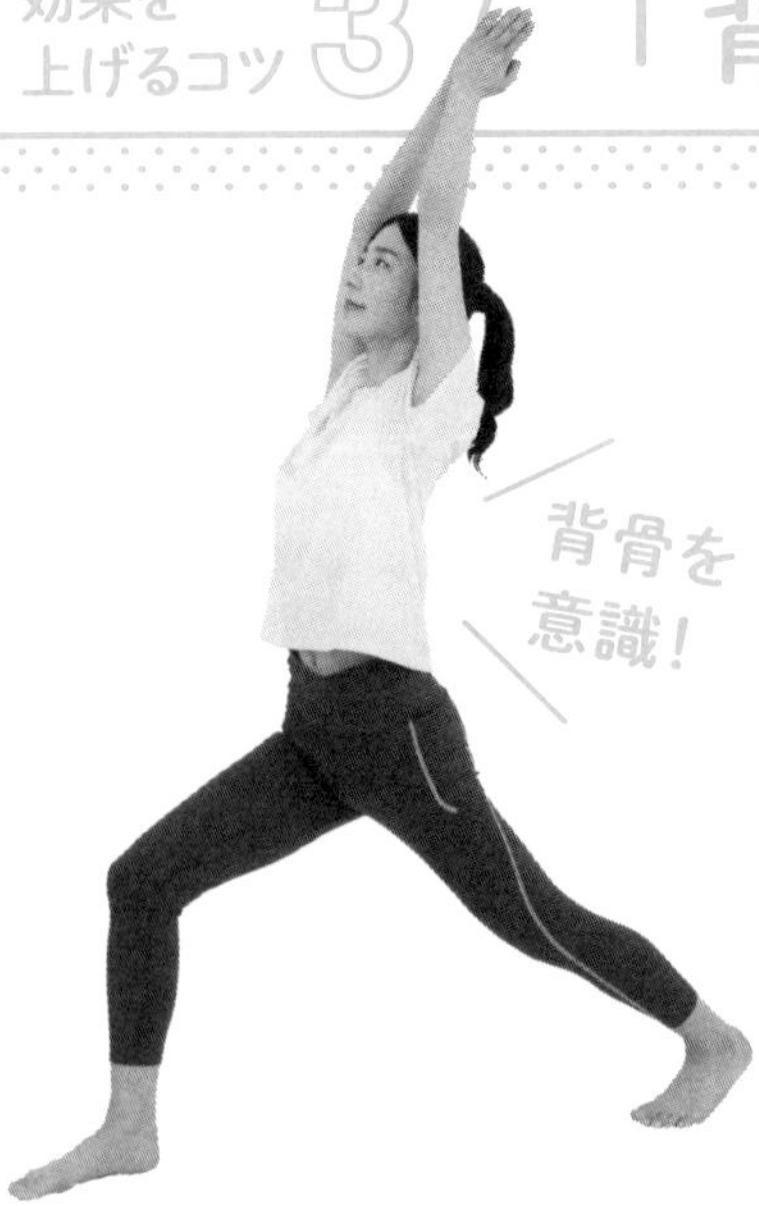

体操でそれぞれの動きを行う際に、背骨が動くように意識しましょう。とはいっても慣れないことですから、なんとなくでも全然構いません。意識する場所が明確だと動きは安定します。さらに、その対象が背骨だと、体幹も活性化しやすくなります。

効果を上げるコツ4 「指先を伸ばす」

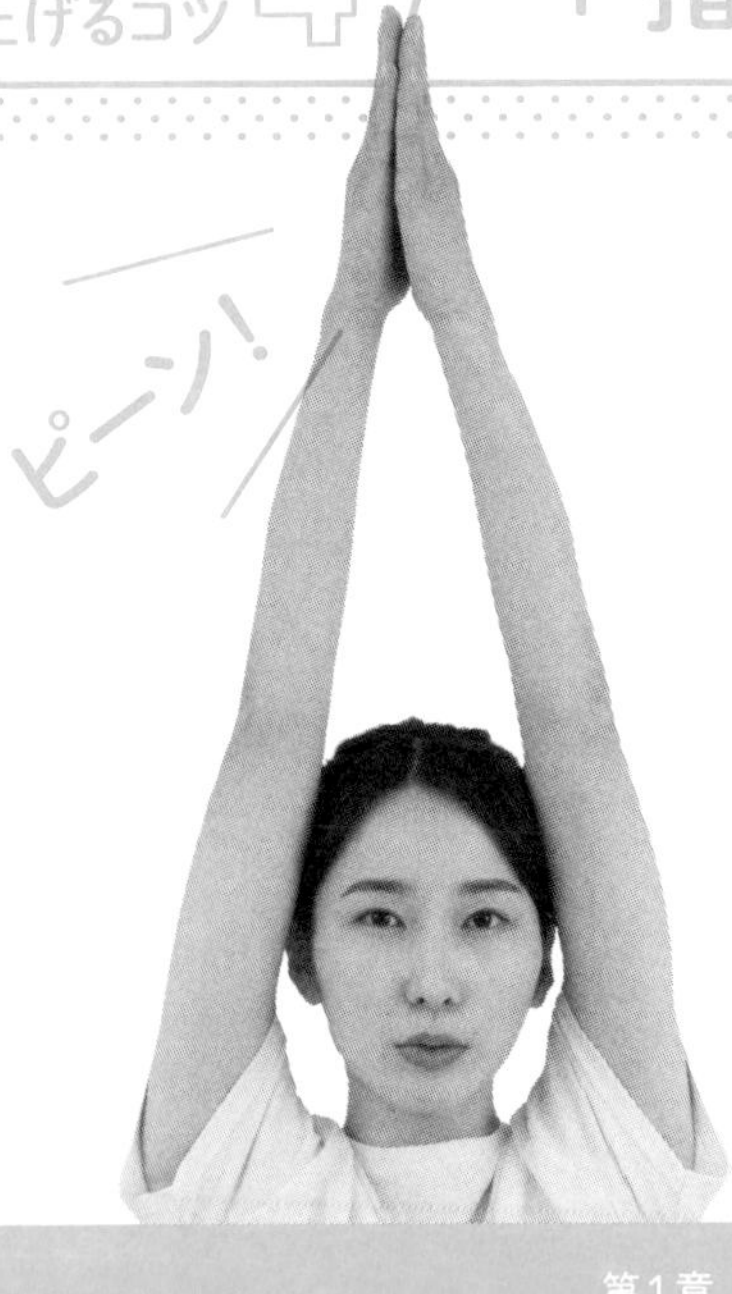

１つ目の「たけのこ体操」と２つ目の「バナナ体操」では、手の指先をしっかり伸ばしましょう。そう意識することによって、指先や腕を支える肩や胸や背中などの筋肉にも、満遍なく刺激が行くようになってお得です。

※3つ目の「こんにゃく体操」だけは例外で、指の力は抜いて楽に行います。

効果を上げるコツ5 「ほどほどに行う」

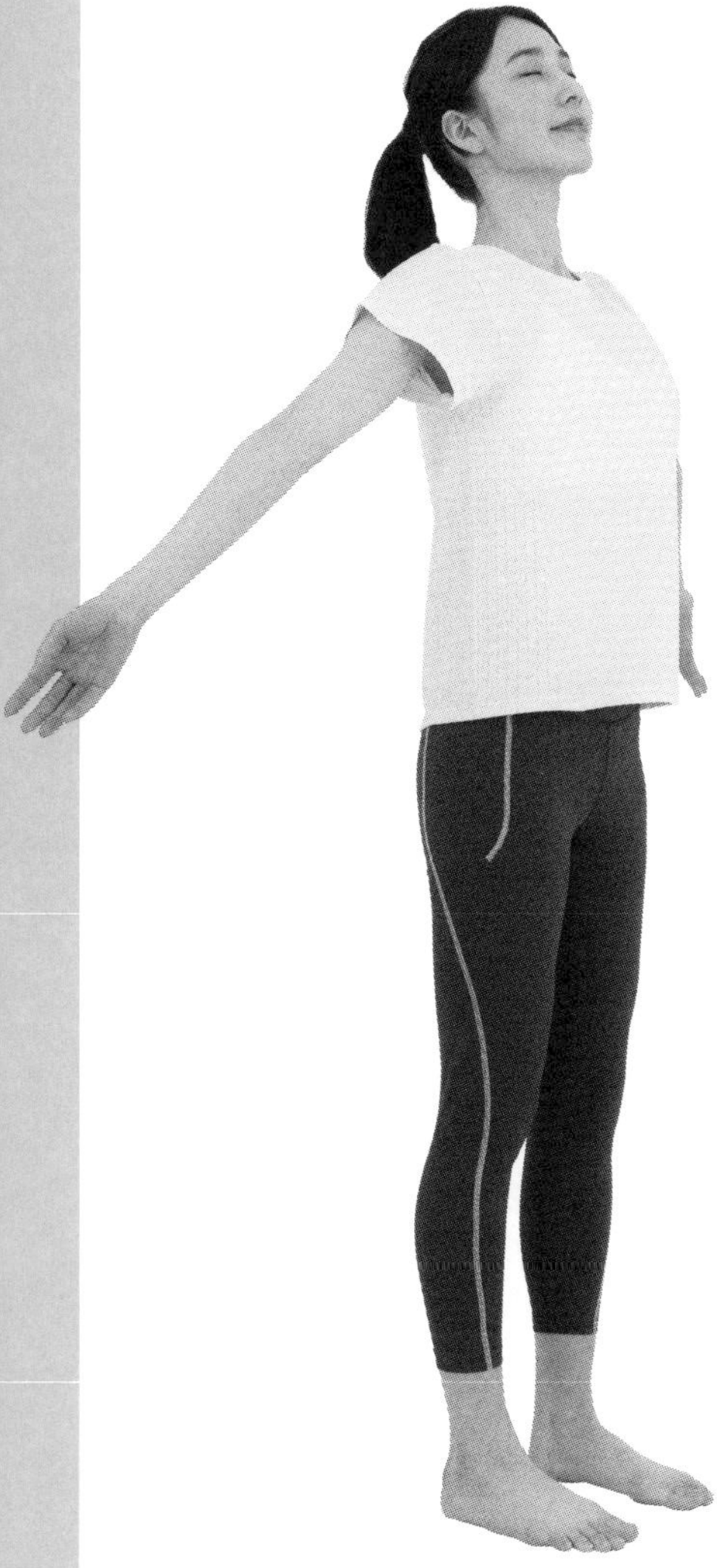

「軽く息が上がる程度」に体操することが理想です。今回の体操の便利な点は、動きの大きさと速さの調節で、運動の強度を簡単に変えられるところ。全く息が乱れないようだと負荷が軽過ぎますが、かといって、ゼエゼエと息が切れて苦しくなるほど頑張る必要はありません。少し息が上がって、軽く疲れる程度にしておきましょう。

自分のペースで！

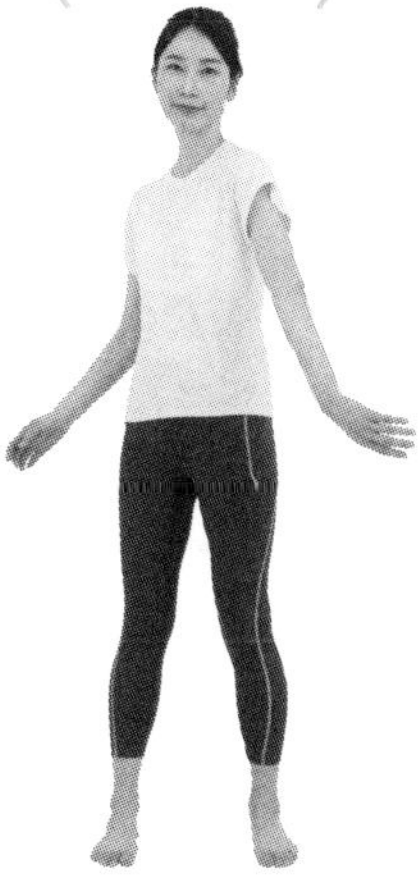

一括体操よくある質問と答え

Q1

あまりスムーズに動けないのですが、それでも効きますか？

A 大丈夫です。ぎこちない動きになるのは、使い方を忘れていた筋肉を使っている証拠。上手な動きじゃない時期にこそ活性化される部分もあります。また、最低限でもマネができていれば、ちゃんと体幹が使われる体操になっています。慣れとともに動きも楽になっていきますので、ご安心ください。

Q2

高齢だったり、筋肉や関節が弱っていたり、古傷があったりしても、体操をして問題ないですか？

A 無理さえしなければ、全く問題ありません。むしろ、リハビリに向いた体操になっています。最初は動きを小さく、ゆっくりした速度で始めましょう。それでも効き目は出ます。痛みが出たりグラついたりしないように気をつけながら行ってみて下さい。

Q3

この体操で、肩こりや腰痛などの痛みも楽になりますか？

A 筋肉や血流、骨格の改善などで、楽になるケースがほとんどです。長く抱えてきた症状であれば根治には時間がかかりますが、それでも症状の軽減は、三週間以内に体感される方が多いです。

Q4

ダイエットや美容の効果も期待できますか？

A 基礎代謝が改善することで、痩せやすくはなりますが、この運動だけで体重を減らすのは難しいと思います。ただ、筋力が上がったりむくみが改善したりすることで、顔やお腹、お尻や太腿のたるみが引き締まる人はたくさんいます。また、血流の改善で、肌ツヤや髪質がよくなることも期待できます。

Q5

１日の中で、いつやるのが効果的ですか？

A 他の運動をしていない方は、お風呂に入る前がオススメです。他の運動習慣をお持ちの方は、その運動の「前」がオススメです。

Q6

どれぐらい続ければ、効果が出てきますか？

A 早い人は当日や翌日にも体の軽さを感じますが、どうしても個人差がありますので、まずは三週間続けてみましょう。

Q7

たくさんやれば、効き目も強くなりますか？

A 一度にたくさんやっても、そこまで大きくは効果が上がりません。回数ではなく「セット数」を増やすほうが有効です。たとえば夜に２倍やるよりも、朝と夜に１セットずつ、合計２セットとするほうが、より効果的です。

Q8

やってはいけないときって、ありますか？

A 通常の運動と同じく、満腹時は避けたほうが無難です。またもし、体操の動きでどこかに痛みが出る場合は、動きを小さくして、痛みの出ない範囲でやりましょう。ただ大切なポイントとして、この体操は「日常生活で必要な動作」でできています。つまり、これらの動きで痛みが出る状態は、放置しないほうがいいです。痛くない範囲が少しずつ拡大していくはずですので、無理なく続けてください。

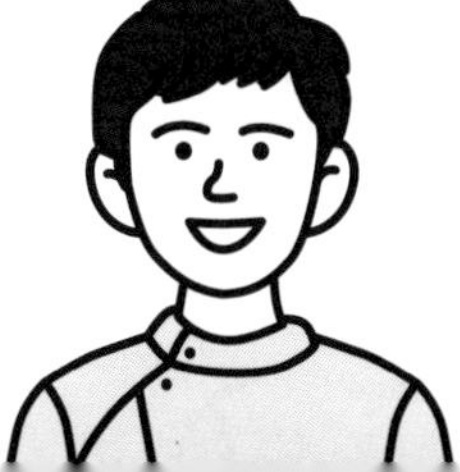

一括体操よくある質問と答え

Q9

「たけのこ体操」や「バナナ体操」のときにバランスを崩しそうで怖いのですが、どうしたらいいですか？

A 腕を上げる動きや、脚の踏み出す幅などを小さ目にすると安定しますので、慣れるまではそうしましょう。

Q10

筋肉痛になったのですが、やり過ぎでしょうか？

A 健康でいるために必要な筋肉が鍛えられているサインですので、心配しなくても大丈夫です。そのうち平気になっていきます。

Q11

他の運動や健康法もやりたい場合、この体操はそれより先か後か、どっちにやるのがよいですか？

A この本の体操を「先」にやるのがオススメです。全身が活性化した状態になるため、その後の運動や健康法の効果が大きく向上します。また、疲労やケガのリスクを軽減する効果もあります。

Q12

どれぐらいの速度で、どれぐらいの動きをしたらいいですか？

A ぼくの「実演動画」を用意してありますので、読者さんサポートサイトをご覧ください(P111 参照)。「楽ゆる 読者さん」というキーワードでウェブ検索をすると、すぐに見つかります。

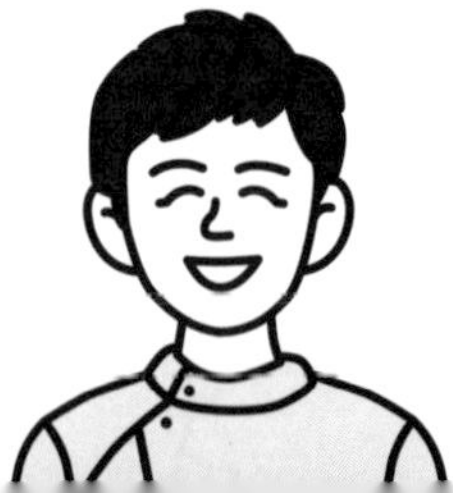

第2章

最近「体を動かせていない人」に起きている問題

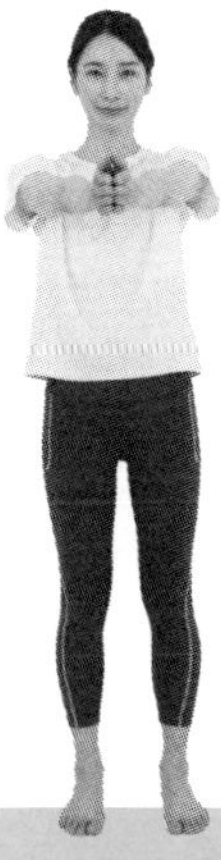

〝なんとなく不調〟に慣れると、体がなまる

体は、ビックリするほど簡単に「なまり」ます。

漢字にすると「鈍る」と書く通り、感覚がにぶって動きも重くなり、血流も悪く、ケガや病気に弱い状態になります。

「たった2週間、運動をしないでいると、筋力が20％以上も弱まる」という恐ろしい実験データもあるほどです（コペンハーゲン大学の研究より）。

ただしこれはあくまでも「状態」であり、一時的なものです。

本格的な「衰え」になる前に適切な対処をすれば、すぐに回復します。もし衰えが進行していても巻き戻しはできますが……早いうちに手を打つに越したことはありません。

そのために最適と思える体操を、ここまで紹介してきました。

ただ、体操とあわせて、ぜひ「衰えの原理」についても知っておいていただきたいのです。

なぜ、衰えるのがひどく早い人と、いつまでも若々しい人がいるのでしょうか？　実際、40代を過ぎたあたりからは、大きなギャップが出てきますよね。

両者の差から「衰えの根本原因」が見えてきます。

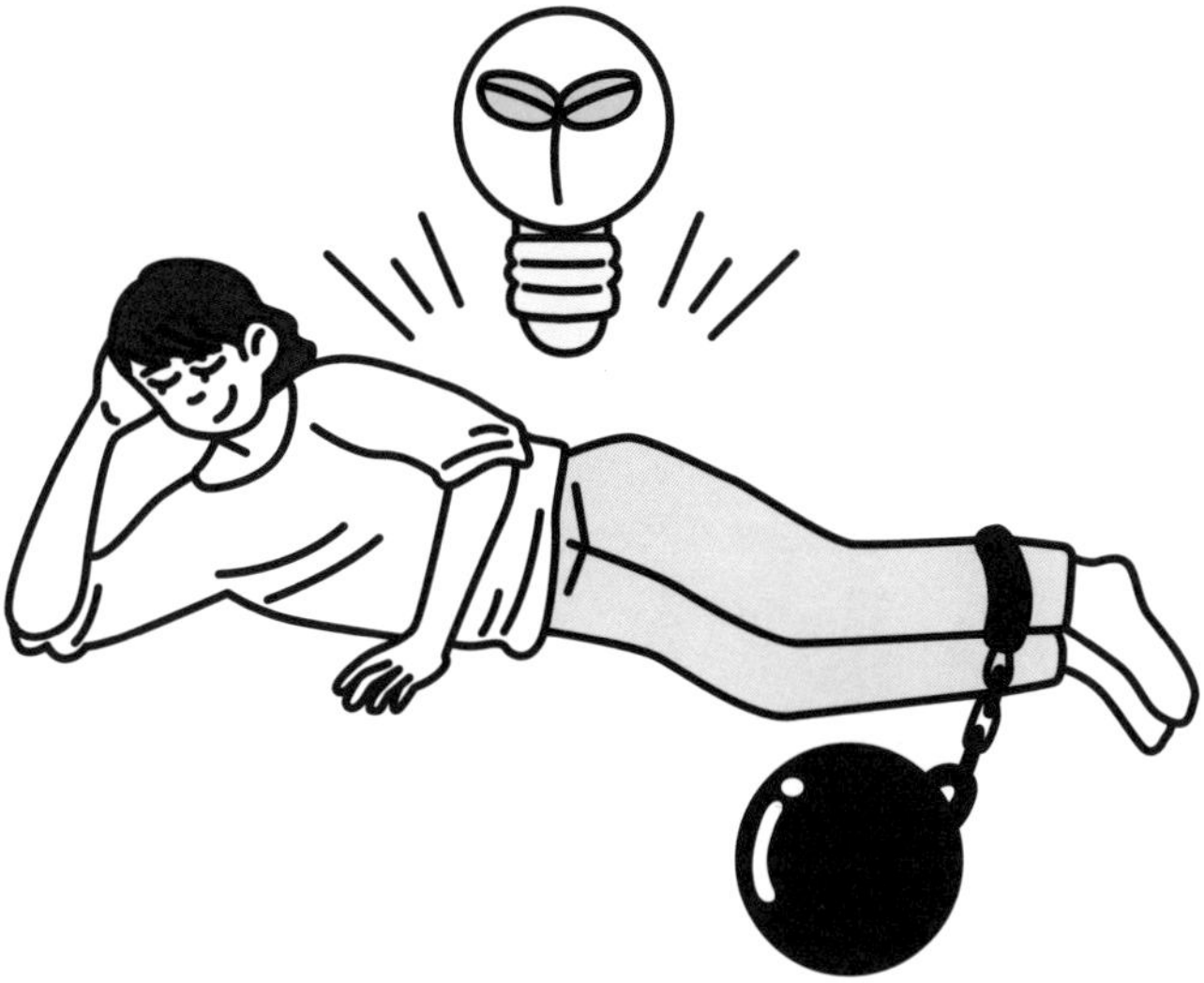

それらの中には、知ってさえいれば、ごく簡単に避けられるものもたくさんあります。そういった「予防」が一つでも二つでもできたら、なまりや衰えからの回復は、大幅にスピードアップします。

なまりとは、いわば「体の省エネモード」のようなもの。

あなたが今「衰え」だと感じている症状の半分ぐらいは、一時的になまっているだけでしょう。

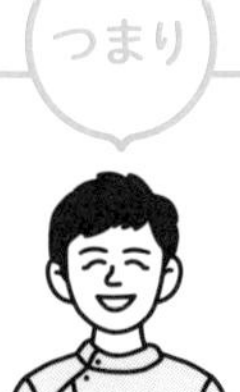

つまり

筋肉も関節も骨も心臓も肺も、適度に使っていないと「省エネモード」になります。だからまずは「起こし」ましょう。

本当に怖いのは、衰えの「定着」と「連鎖」

肩こりや腰痛が、当たり前になっていませんか？

もし、痛い日とそうでない日があるとか、痛む場所が日によって違うといった「波」があるなら、まだ、そう深刻ではありません。

注意が必要なのは、こりや痛みが長く続くことです。

こりや痛みがある部分の筋肉は、触ると硬いですよね？

筋肉の柔軟性が落ちていて、伸びや血流が悪いために「重くて動かしにくい」状態です。また、こりを漢字で書くと「凝り」……つまりギュッと筋肉などが「凝縮」していて、その周りを引っ張り続けてしまうのです。

これを放っておくと、体に悪いクセが付きます。

その代表が、猫背や丸まった腰といった姿勢のゆがみだったり、歩幅が狭いトボトボ歩き（「年寄り歩き」ともいう）などのフォーム（動かし方）の乱れだったりします。

よくない姿勢やフォームでは、うまく使える筋肉や関節と、使いにくい筋肉や関節とが、バラバラに分かれます。すると、血流までゆがむ(偏る)ことになる。また、バランスが悪いため、負担や疲労が一部に集中します。ケガのリスクも激増です。

すると、腰痛はやがてひざや足首、足の指などの問題へと拡大していきます。肩こりもやがて、ひじや手首、手の指の問題へと広がっていく……。

とりわけ背中の張りは自律神経を乱したり、お腹の張りは内臓機能を低下させたりしてしまいます。

つまり、衰えが「定着」すると、さらに「連鎖」を起こすのです。

ちなみに、今お伝えした例のように、体の中心から末端に向かって派生していく傾向があります。

となると、衰えの根源は、より体の中心に近いところ……。

そう、「体幹」にあるのです。

つまり

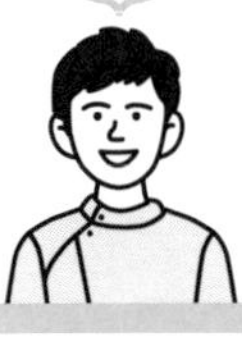

「なまった場所」は動きも血流も体温も悪い状態。やがて「こり固まり」、まわりの「足かせ」になってしまう。

SELF CHECK!

体の衰えサイン チェックテスト

さて、このあたりで、あなたの「体の衰えサイン」がどれぐらい出ているか、チェックしてみましょう。

ここまでご説明した通り、体幹が最も重要です。最初のチェック法は、体幹の動きのよさ(≒若さ)をはかるものです。ただ、今すぐは体を動かしにくい人もいるかと思いますので、症状で確認できる10個のチェックリストもご用意しました。


先にお伝えしておきますが、これから必ず改善していけます。あなたがどんなに運動不足でも、100歳を超えていても。

心配なさらずに(笑)、まずは現状を知りましょう。

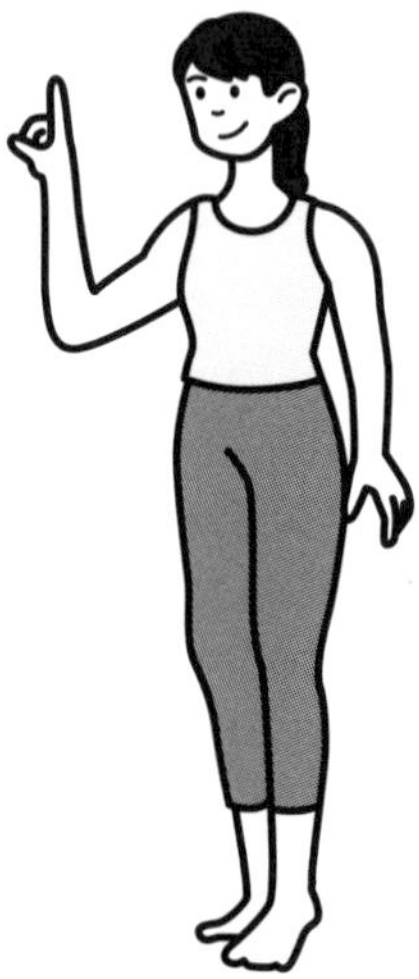

体幹の動きチェック

これから紹介するの３つの動きが「すべてＯＫ!」な人は、正直、あんまりいません。とはいえ、３つのうち１つでも問題がある場合、放っておけばそれこそ全身の不調へと波及していくリスクがあります。早めにケアを始めましょう。

1 前後に倒す（前後軸）

前

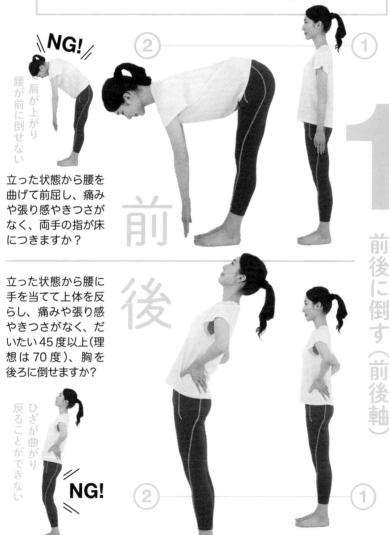

① ②

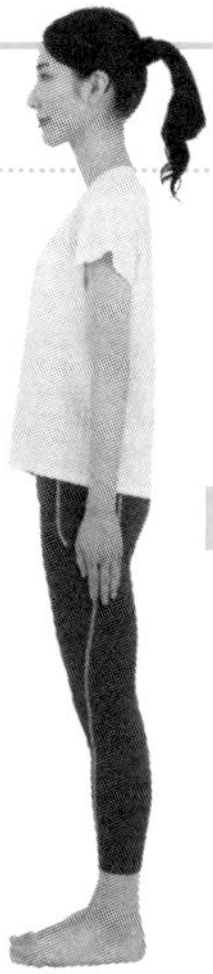

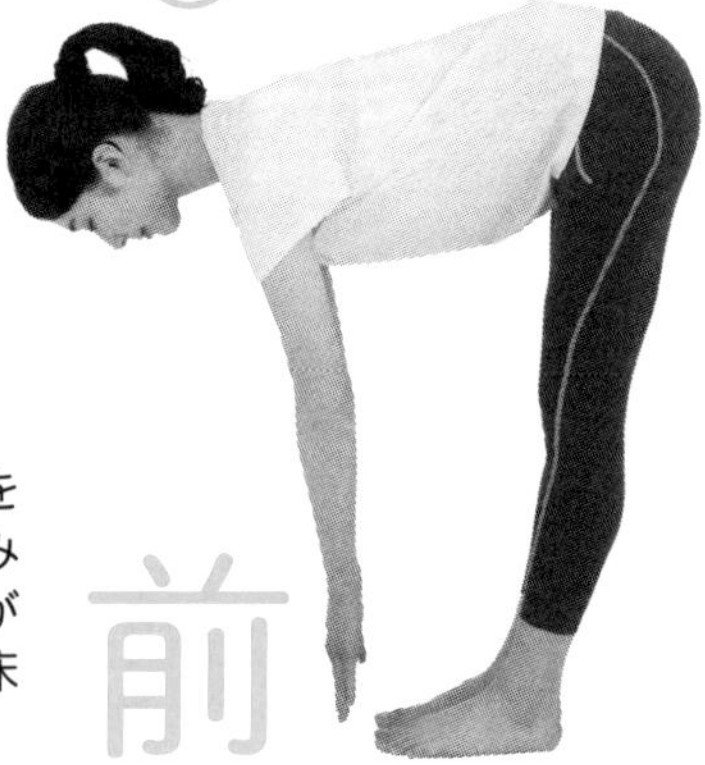

立った状態から腰を曲げて前屈し、痛みや張り感やきつさがなく、両手の指が床につきますか？

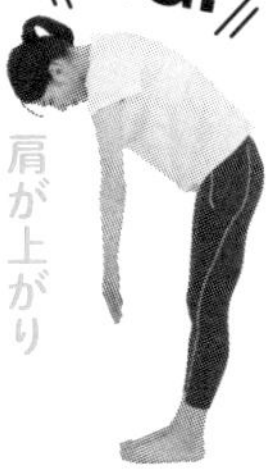

NG!

肩が上がり腰が前に倒せない

後

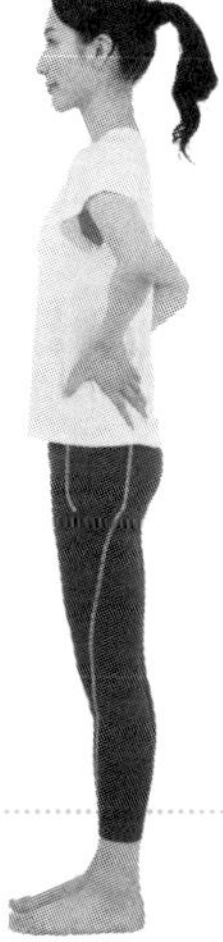

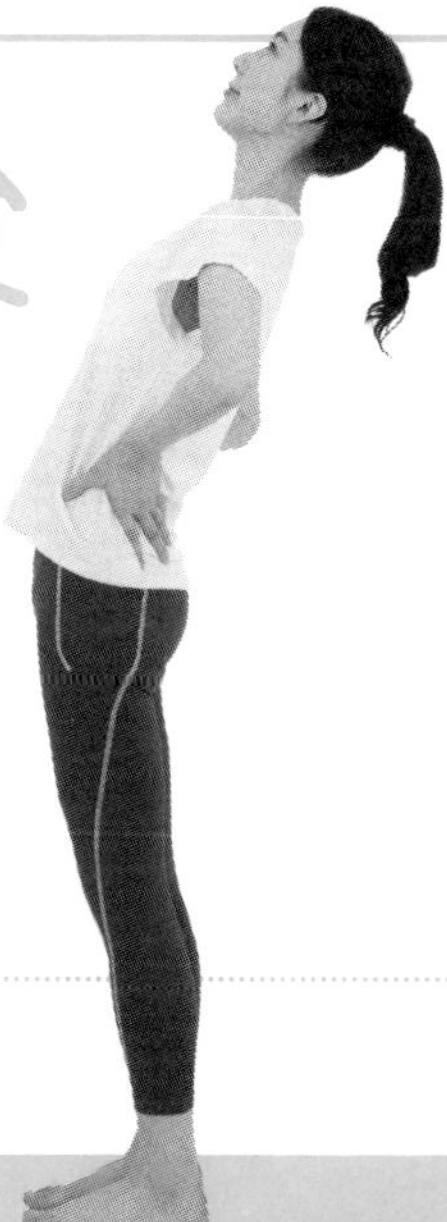

① ②

立った状態から腰に手を当てて上体を反らし、痛みや張り感やきつさがなく、だいたい45度以上（理想は70度）、胸を後ろに倒せますか?

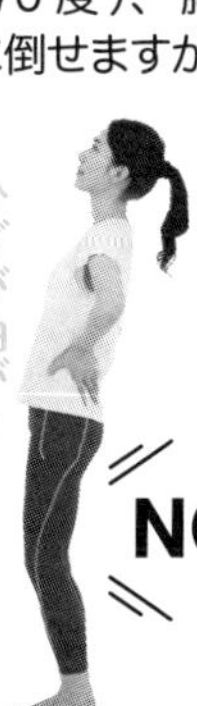

NG!

ひざが曲がり反ることができない

SELF CHECK!

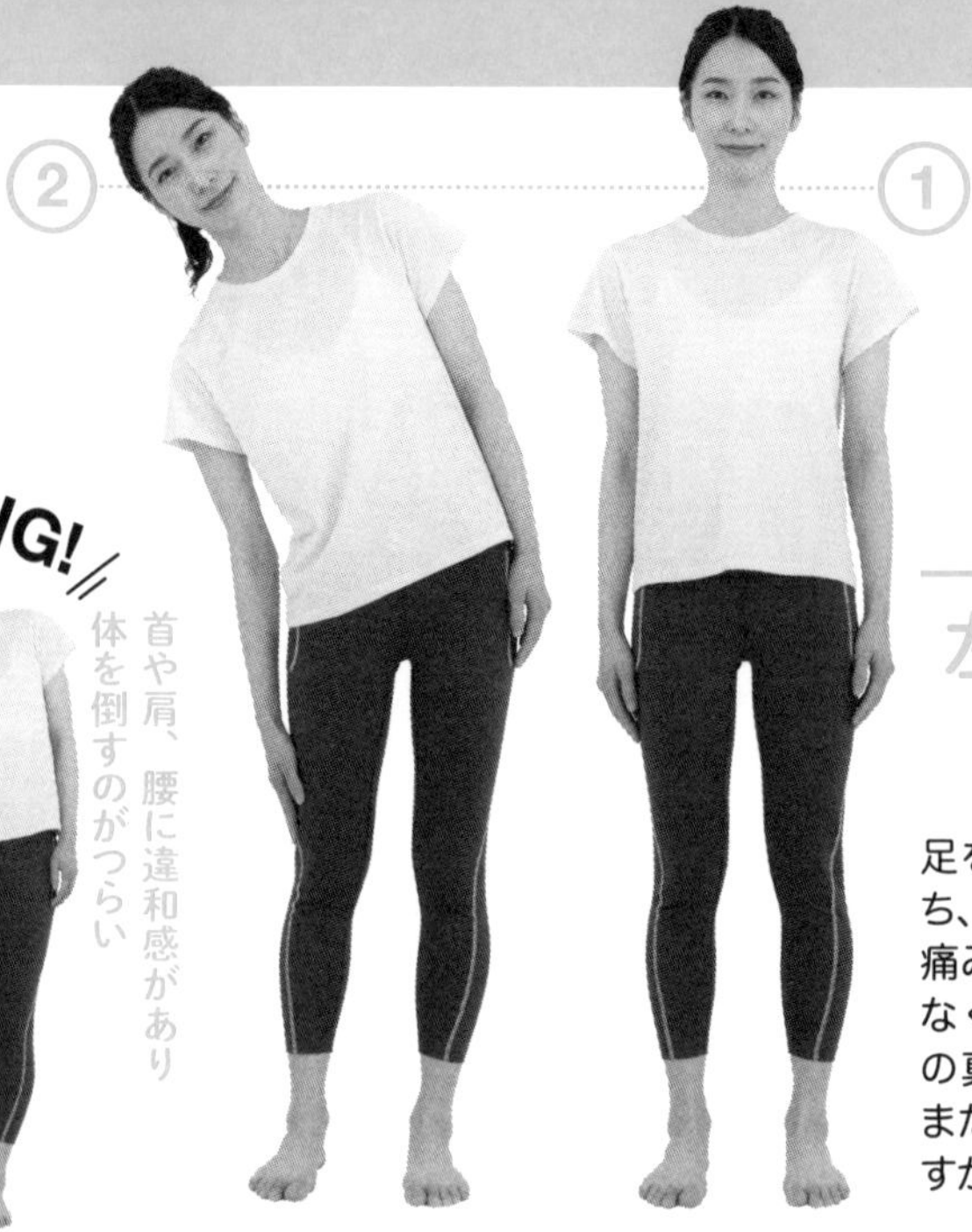

2

左右に倒す（側屈軸）

足を肩幅ぐらいにして立ち、体を真横に倒します。痛みや張り感やきつさがなく、手の指先がひざの真横まで届きますか？　また、左右で差はないですか？

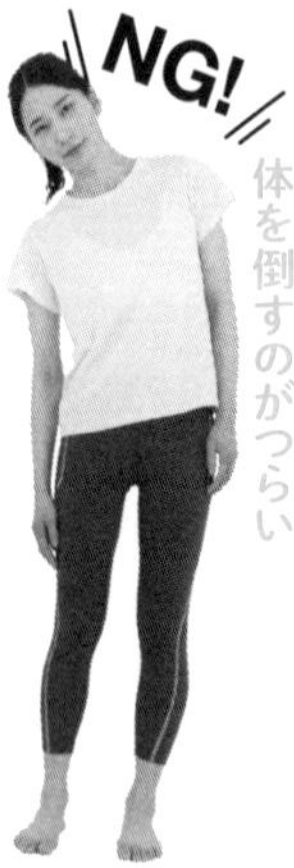

首や肩、腰に違和感があり
体を倒すのがつらい

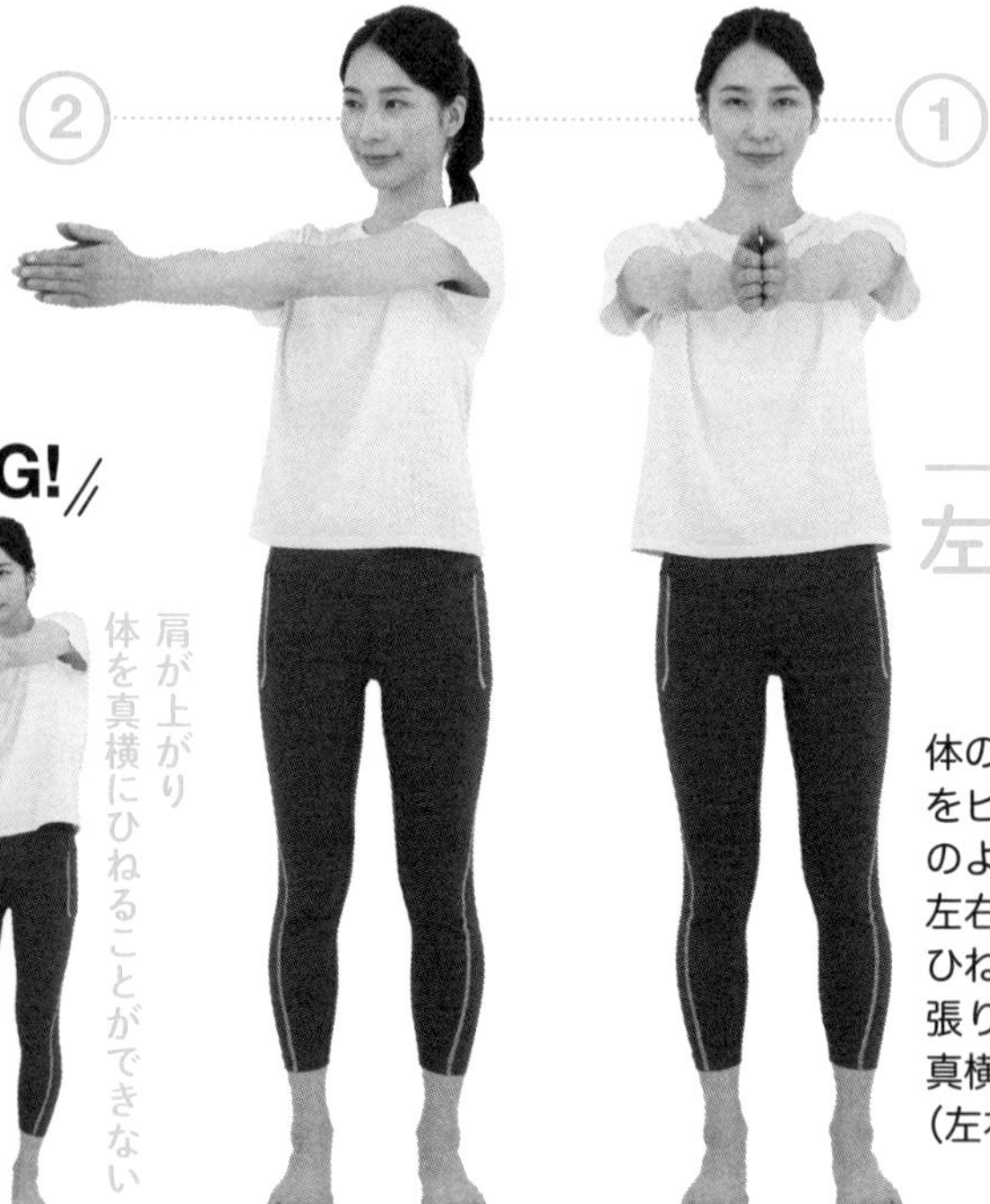

3

左右にひねる（回旋軸）

体の正面に伸ばした両手をピタリと合わせ、矢印のようにします。上体を左右に行けるところまでひねったときに、痛みや張り感やきつさがなく、真横を向けられますか？（左右合計 180 度）

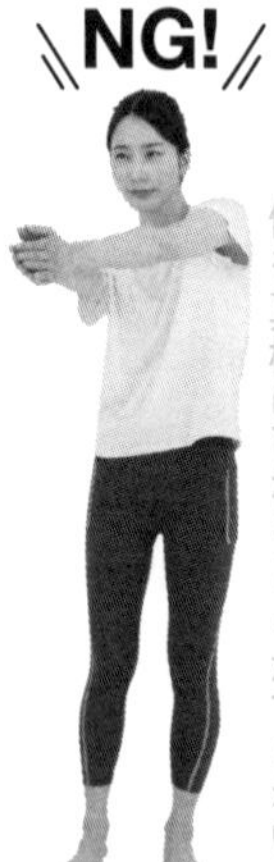

肩が上がり
体を真横にひねることができない

衰え症状チェック

下記は「すでに表面化している衰え」のチェックです。**当てはまるものが1～3個でも要注意、4個以上ある場合は、今日からでも本書の一括体操を始めましょう。**もちろん変化には個人差がありますが、一括体操を3週間やってみた後に、また同じチェックをしてみてください。改善を実感できるものが1つでもあれば、それは「あなたの体に充分な回復力がある」という証拠です。ぜひ、地道に続けて行きましょう。

CHECK!

- □ – 寝起きから調子が悪い（だるい、痛みがある）
- □ – ぐっすり眠れない日が多い
- □ – 疲れやすい・疲れが抜けにくい
- □ – 気力ややる気が出ないときが多い
- □ – 慢性的な痛みや重さが常にある（肩こり腰痛など）
- □ – 季節を問わず、むくみがある
- □ – ちょっとダイエットを頑張ったぐらいでは体重が落ちない
- □ – 片脚立ちで靴下をはくのがきつい（疲れる・グラつく）
- □ – 「徒歩20分」と聞くと、正直おっくうである
- □ – ストレッチが効きにくい、体が柔らかくならない

子どもでさえ運動不足で骨が弱る。それなら大人は？

近年、子どもたちの骨折が増えています。

「疲労骨折の割合が、コロナ禍では3倍に増加した」という衝撃的な報告もあります（整形外科医　都丸洋平先生の監修記事より）。

この最大の原因は、運動不足です。

実は、あんなに硬い骨も、髪の毛や肌と同じく、新陳代謝によって生まれ変わっています。年齢にもよりますが、3～10年ぐらいのサイクルで、体中の骨が新しく再生されます。

これを「骨代謝」と呼びます。

この素晴らしい再生作用によって骨は健康に保たれるわけですが、それには条件があって、運動による刺激が必須なのです。

たとえば、高いところからジャンプして着地すると、足にじーんと衝撃が響

小学生男女の体力合計点の推移

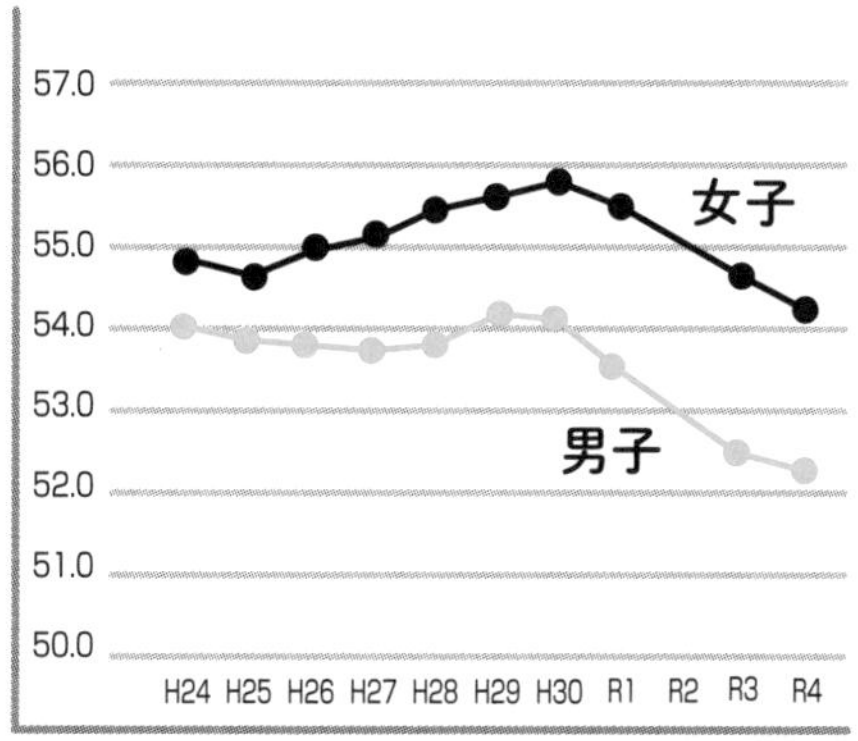
57.0
56.0
55.0
54.0
53.0
52.0
51.0
50.0
H24 H25 H26 H27 H28 H29 H30 R1 R2 R3 R4
女子
男子

小学生男女の運動実技テスト（合計 80 点満点）をスコア化したグラフ。運動時間の減少に伴い、令和元年より低下傾向にあり、コロナの影響により拍車がかかったと考えられる。
出典：スポーツ庁「令和４年度全国体力・運動能力、運動習慣等調査の結果」

いたりしますよね。そこまで強くなくてもよいのですが、ああいった「重力」によって、足の骨の再生が促されます。

その証拠に、重力がない空間にいる宇宙飛行士は「1ヶ月で1・5％」も骨量が減少するそうです。これはなんと、高齢者の一年分にもあたる速度です。

ちなみに、ここで重要なポイントが、もう一つ。宇宙飛行士たちはもちろん、完璧なほどに栄養管理され、カルシウムなどは充分に足りています。それでも「重力刺激」が足りなければ、こんなに骨が弱ってしまう。そう考えると、ちょっと怖くなりますよね。

子どもたちほど代謝が活発でもなく、宇宙飛行士ほど栄養管理に自信もない大人の骨が、運動不足でどうなるか。

老後も気兼ねなく「好きなところに自分の足で歩いて行ける」ためにも、骨にはしっかりと重力の刺激を与えていきましょう。

つまり

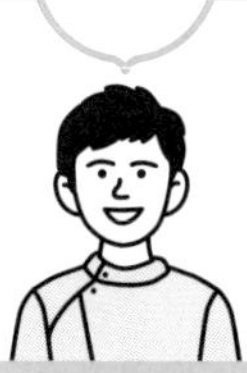

カルシウムだけでなく「運動刺激」も、
骨に必須の栄養です。

刺激が足りない筋肉は「冬眠」してこり固まる

ぼくの整体を受けてもらうと、握力や背筋力が上がります。

これには、患者さんたちも驚きます。

なぜ、筋トレもしていないのに、筋力が上がるのか。それは「眠っていた筋肉が目覚める」からです。

たとえば、法事などで正座を長い時間していた後は、足の感覚や動きが鈍ったり、しびれて力が入りにくかったりしますよね？

あの極端な「機能低下」こそ、筋肉が眠ってしまったわかりやすい例です。

もちろん、正座が原因であれば、正座をやめて少し歩けばすぐに、筋肉は目覚めて元通りになります。

ただし、日々、イスに長時間座ることが原因であれば、どうでしょうか？　この原因を減らすのは、簡単ではありません。

イスに座った状態で特に負担を受けるのは、まず「圧迫(体重)を受けっ放し」になる腰、お尻、そしてもも裏です。
また、パソコンやスマホや書き物などで「使われっ放し」になる肩や腕なども、すごい速度で固まっていきます。

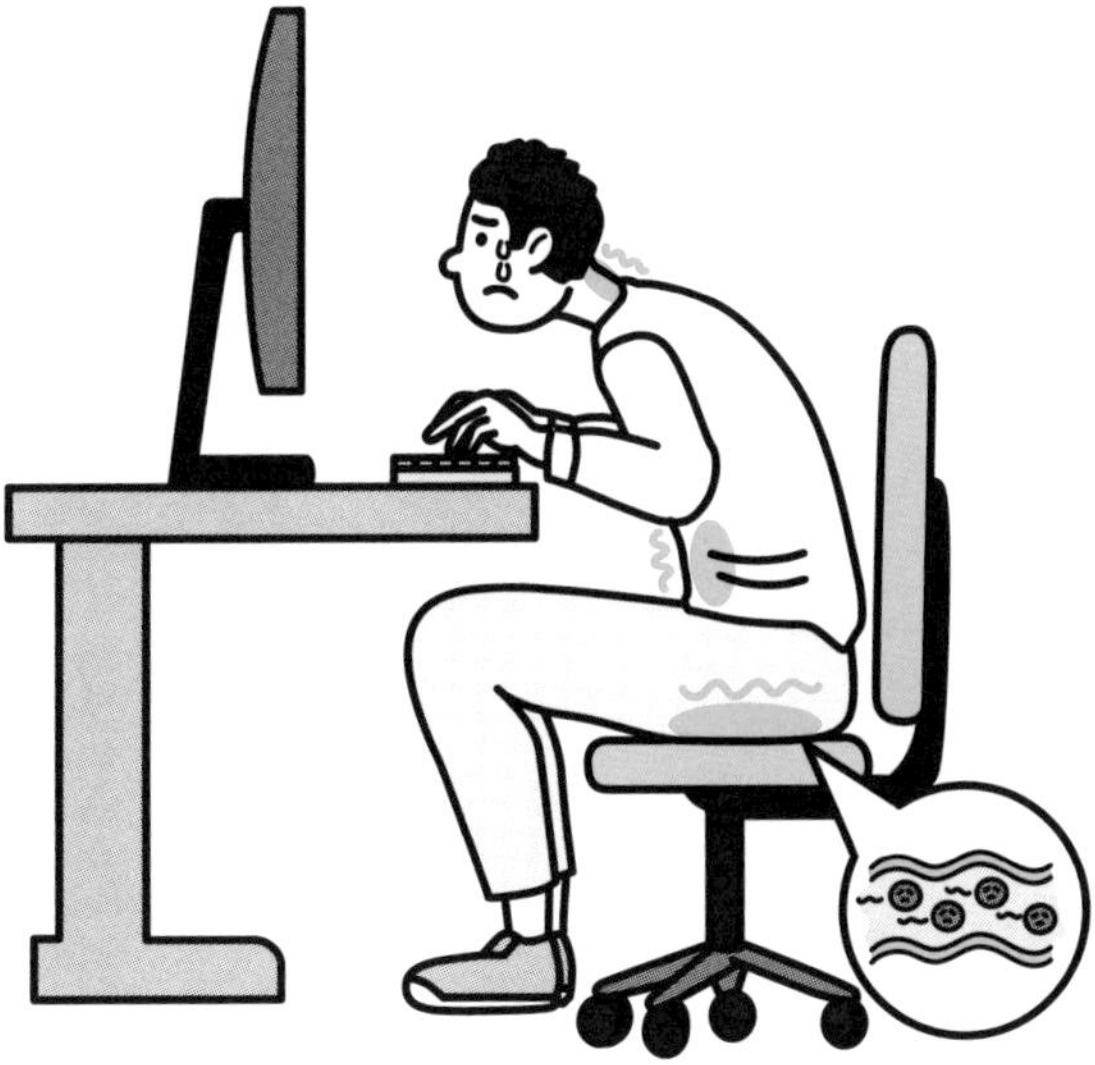

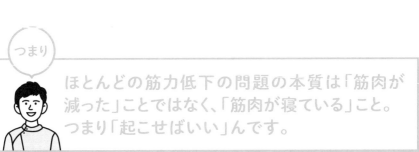

すると血流が落ち、そのせいで栄養と熱が不足するために体温も下がり、ゴミが溜まります。そうやって筋力が落ちて行くのです。
これが、能力はちゃんとあるのに、栄養が足りず、冷たくなって力を発揮できない……。つまり「冬眠状態」ですね。
でも逆にいうと、筋肉をやたらと増やす必要がないということも、言えるのです。

つまり

ほとんどの筋力低下の問題の本質は「筋肉が減った」ことではなく、「筋肉が寝ている」こと。つまり「起こせばいい」んです。

冷え固まった筋肉はむくんで垂れ下がり、しわを作る

スーパーで買った鳥むね肉を放っておくと、どうなりますか？　水分（ドリップ）が外に出て、乾いて硬くなりますよね。

ちょっと怖い話ですが、つい先ほどご説明した「冬眠した筋肉」も同じで、硬くなり、むくみを生み出します。

こうなると、筋力の低下のせいで皮膚を正しい位置にキープできません。また、むくみの水分で膨らんでもいるので、周囲がダラーンと垂れることになります。

ちょうど先ほど「冬眠しやすい筋肉」の例として腰（＝くびれ）、お尻、もも裏を紹介しましたが……どうでしょう？

「むくみ」や「垂れ」が問題になる場所そのものですよね。

ちなみに、むくみというのは「正しくない場所にある水分」なので、

その周辺は逆に、水分を失って乾燥しています。

その悪影響をモロに受ける代表が肌なのですが、乾燥した肌は荒れやすいだけでなく、シワもできやすいのです。

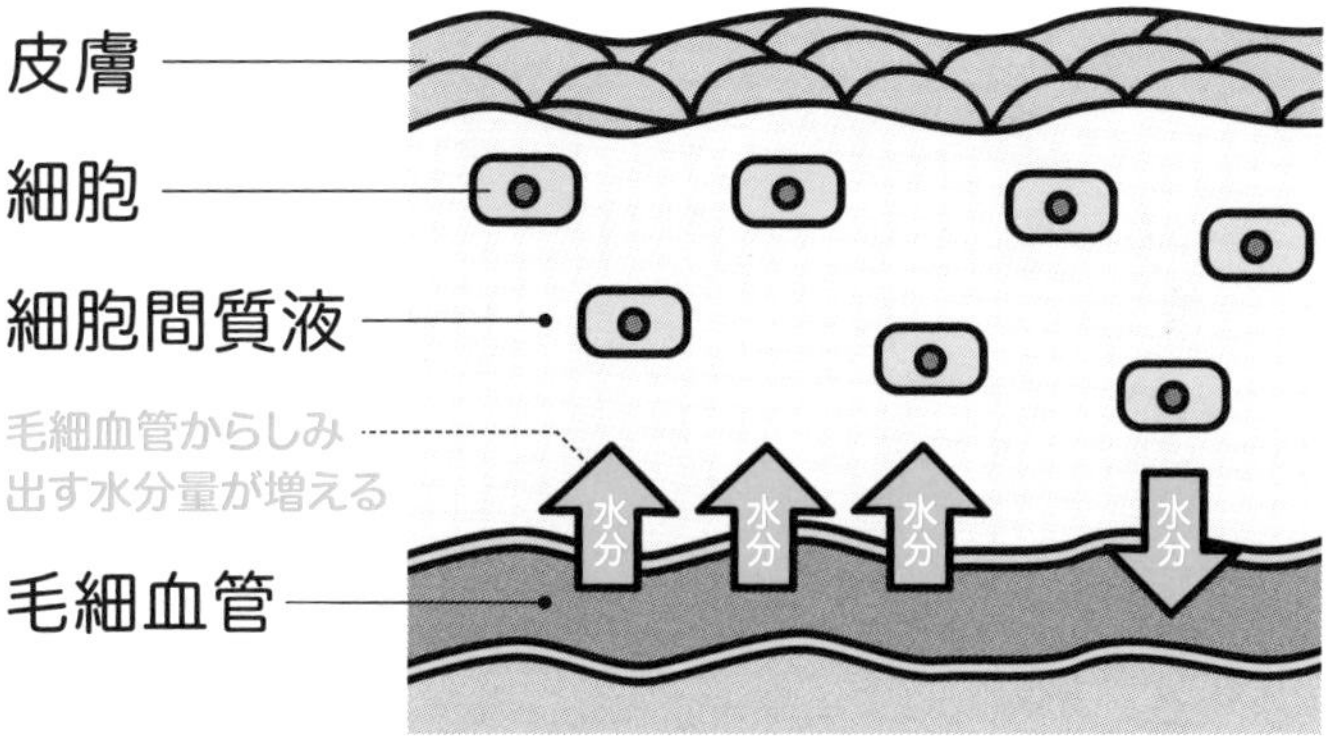
皮膚
細胞
細胞間質液
毛細血管からしみ出す水分量が増える
水分
水分
水分
水分
毛細血管

むくみは、筋力低下などが原因で毛細血管と細胞間質液のバランスが崩れたことにより生じる。放っておくとしわやたるみの原因に……。

たとえば紙は、ちょっとでも折るとすぐに折り目が付きますよね。でももし、紙が濡れていたらどうでしょう。乾いた紙ほど簡単には折り目がつきません。

この原則は、肌に関しても全く同じです。子どものようなプルプルの肌は水分が豊富なので、シワがつきにくい。大人になって……いいえ、それだけではなく、乾いてしまうために、シワが作られるのです。

これら、むくみや垂れやシワの問題は、顔も含む全身に起きるものなのですが、その黒幕は、固まった筋肉なのです。

つまり

冷えた筋肉は重くむくんで「下がる」。
これを解消するだけでも、顔やお腹は目に見えて変わります。

関節はサビついて「老け見え姿勢」の型を作る

「姿勢は直したいけど、いい姿勢なんて余計に疲れる……」。

そう感じたことはありませんか？

「いい」はずなのに「疲れる」というこの矛盾には、３つの理由があります。

①そもそも「力んで真っ直ぐにする姿勢」には無理がある。

②筋肉が硬いために体のあちこちが伸ばしにくくなっている。

③関節がサビついてしまい姿勢が「固定」されている。

①の対策としては、４章のＰ１０２で姿勢のコツを紹介します。

ここで注目したいのは②と③ですね。

先ほど、固まった筋肉は垂れ下がるというお話をしました。

つまり「重り」のように働くのです。

実際に、猫背や丸くなった腰、伸ばせないひざなどを思い浮かべると、重さ（重力）に負けて折れ曲がった姿のようにも見えますよね。

いかにも老けた印象を与えるスタイルなわけですが、ああなってしまうと、意思の力で何とかできるものではありません。

そこには筋肉だけではなく、関節の問題も大きく関わってきます。

実は、よく使われる関節には「滑液《かつえき》」という名前の潤滑油が届く仕組みになっているのです。

裏を返せば、あまり使われない関節にはその油が届きません。サビついたように、動かしにくい方向が出てきてしまう。

そんなふうに鎖で縛られ重りを付けられたような状態だからこそ、姿勢を整えるのがつらかったのです。

姿勢をよくしようと頑張る前に、まずはこの制限を解きましょう。

つまり

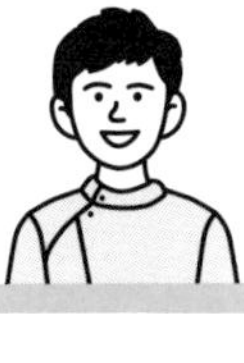

関節を滑らかにする「油」は、動いた分だけ「湧いてくる」ものです。いい姿勢は「鎖」がほどけてから。

肺がこわばると、メンタルごと疲れやすくなる（プチ酸欠）

「ちょっとした運動ですぐに息が上がる」。

「疲れやすいし、気力が弱くなった」。

「不安とか焦りのようなものが、なんとなく、ずっとある」。

コロナ禍の頃から、こういった相談が急増しました。

実はすべて、浅い呼吸のクセによる「プチ酸欠」の症状です。


原因は主に、2つ。

運動する機会が減ったことと、マスク生活をしていたこと。

要は、肺をしっかり使う機会が極端に減ってしまったのです。

肺はよく風船にたとえられますが、膨らんで空気を呼び込むときにも、縮んで空気を外に出すときにも「呼吸筋」と呼ばれる筋肉がサポートしています。これらの筋肉は、風船をつくる「ゴム」のようなものですから、柔らかく伸びないといけません。
ところが、運動で大きく使われることが減っただけでなく、マスクによって小さく使われるシーンばかりになり、呼吸筋もなまって硬くなってしまった結果、「あまり伸び縮みしない硬い風船（肺）」のできあがり、です。

こうなると、常に酸素が足りない状態になります。

たとえば、食べものや水が無くても半日ぐらい我慢できますが、空気無しでは、5分だって無理ですよね？

つまり酸素というものは、飲食物よりも何十倍も重要な「エネルギー源」なのです。

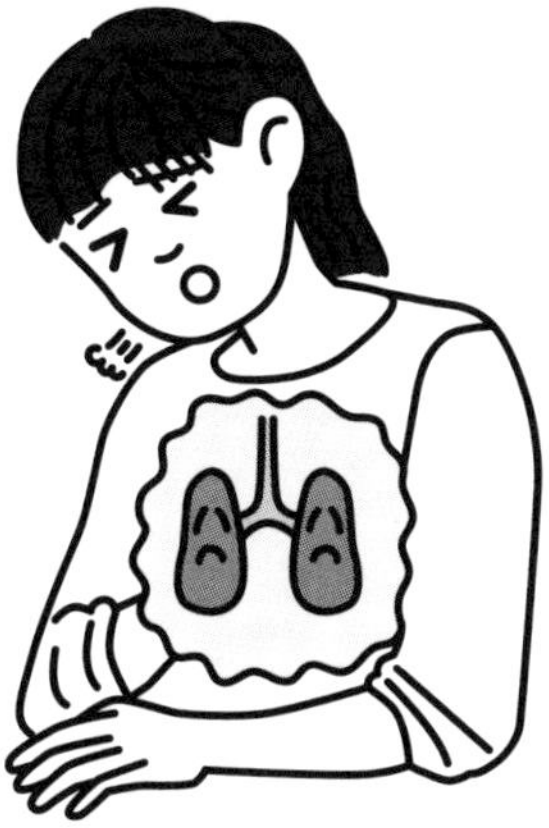

横隔膜や肋間筋といった「呼吸筋」が肺の伸び縮みをサポートしている。運動不足以外に、肥満や姿勢が原因で肺の動きが鈍くなることも。

そんな命に関わるものが寝ても覚めても不足していたら、疲れやすくて気力が出なくて不安や焦りがあって……当然ですよね？

メンタルの衰えを、予防・回復するためにも、肺を大切にケアしましょう。

つまり

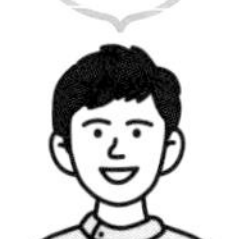

「軽く息が上がる程度」で、肺は安全に強化される。呼吸が自然に深くなり、顔色も気分も気力もよくなります。

SELF CHECK!

気力・体力のもと!

肺の健康度チェックテスト

さて、肺の大切さがわかったところで、その健康度をチェックしてみましょう。

ちなみに、P60で紹介した体幹の柔軟性テストは、主に筋肉や関節を含む「体の動きのよさ」を見るものでした。車にたとえるなら、車体やタイヤといった物理的なパーツの状態確認です。

それに対して肺の健康度(呼吸力)は、エンジンやガソリンの燃焼効率をはかるようなもの。「エネルギーの量や効率」が主眼です。

もちろん、どちらも揃ってこそ心身ともに元気でいられますから、両方の改善をしっかり確認していきましょう。

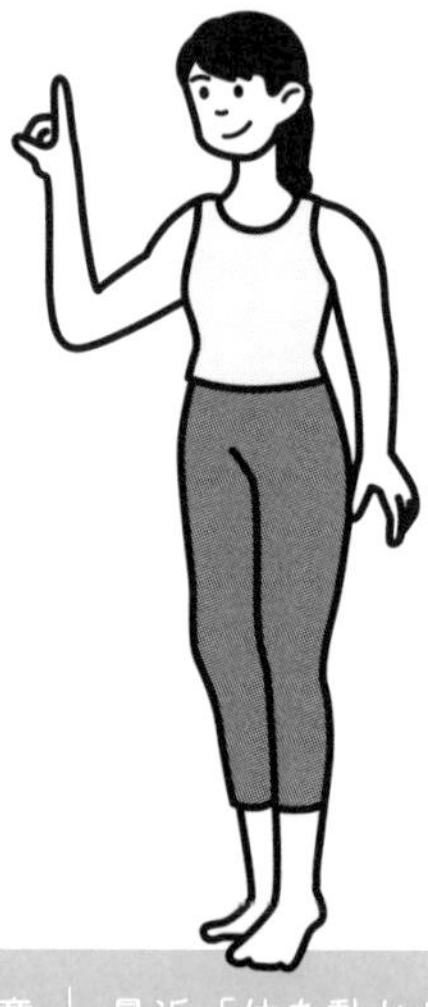

SELF CHECK!

テストのやり方

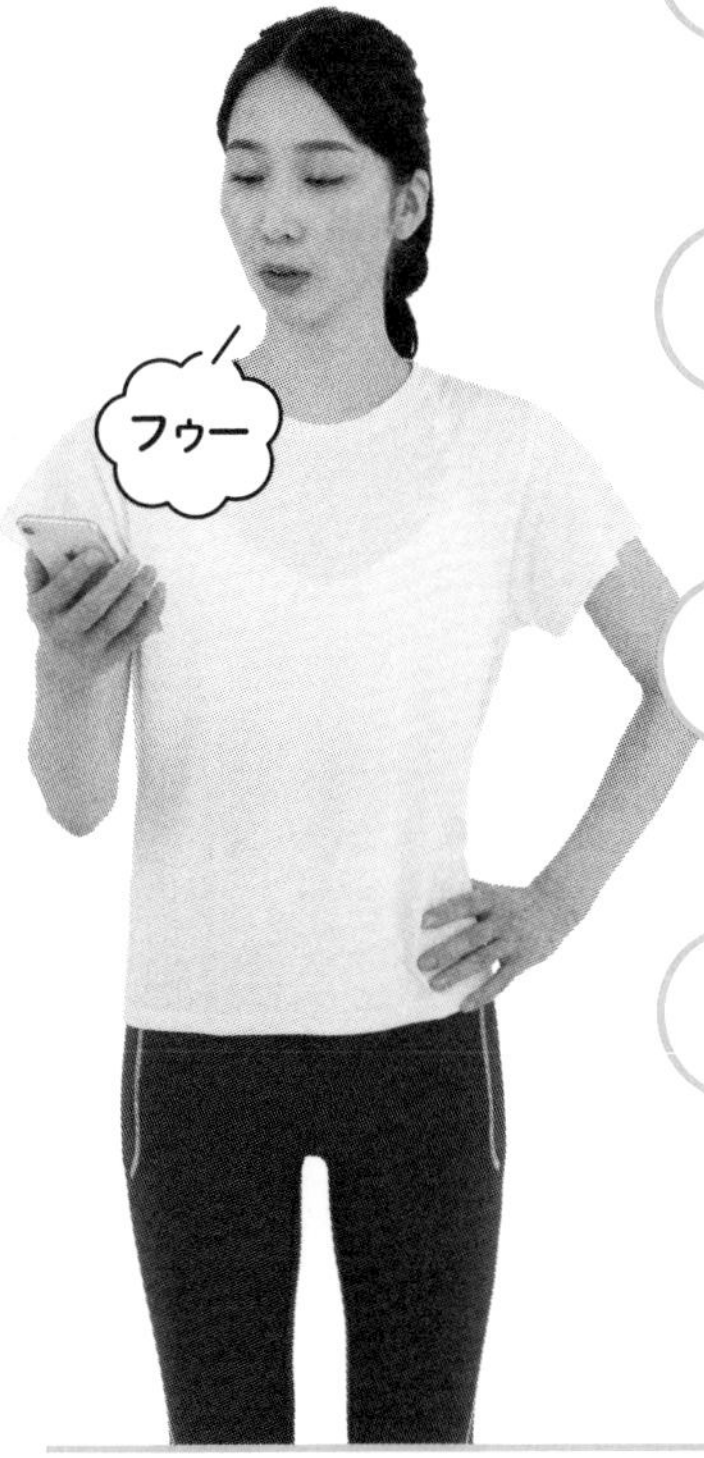

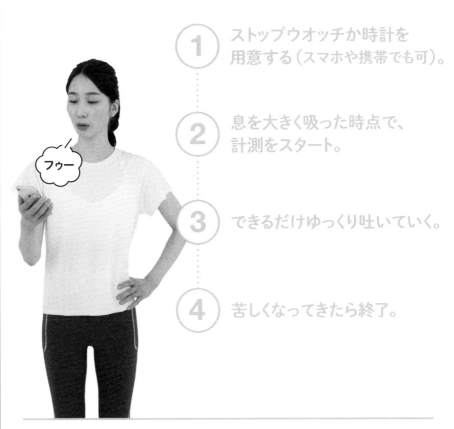

1. ストップウオッチか時計を用意する（スマホや携帯でも可）。

2. 息を大きく吸った時点で、計測をスタート。

3. できるだけゆっくり吐いていく。

4. 苦しくなってきたら終了。

これだけです。健康の目安は「40秒の時点で苦しさがない（余裕がある）」こと。40秒の継続ができなかったり、苦しかったりするようだと、肺の活力が落ちていると考えられます。また、このテストは自律神経とも関連が深いものです。呼吸が深いと、自然に神経もリラックスできるからです。一括体操を続けながら、このテスト結果の改善も楽しんでいきましょう。

ゆがんだ血流は免疫を弱らせ、万病のもとになる

「体温が平熱より1度下がると免疫力が30%低下する」。

という恐ろしい事実があります。

実はこれにも、筋肉が関わっています。

筋肉はそもそも、その活動によって熱を生み出します。硬くなれば当然、その熱量は下がります。また、硬くなった筋肉は、伸び縮みによる「ポンプ機能」と「水分を蓄える機能」を失います。すると、その周辺の血流が悪くなり、むくみます。

つまり、熱量が下がり、血液によって運ばれるはずの熱も不足し、むくみで水分が余る……という三重の悪影響で冷えてしまうのです。

こうやって「部分冷え」が発生します。

その有名な例が、手足の冷えである末端冷え症です。

ただ、部分冷えは、体のどこにでも発生するものです。

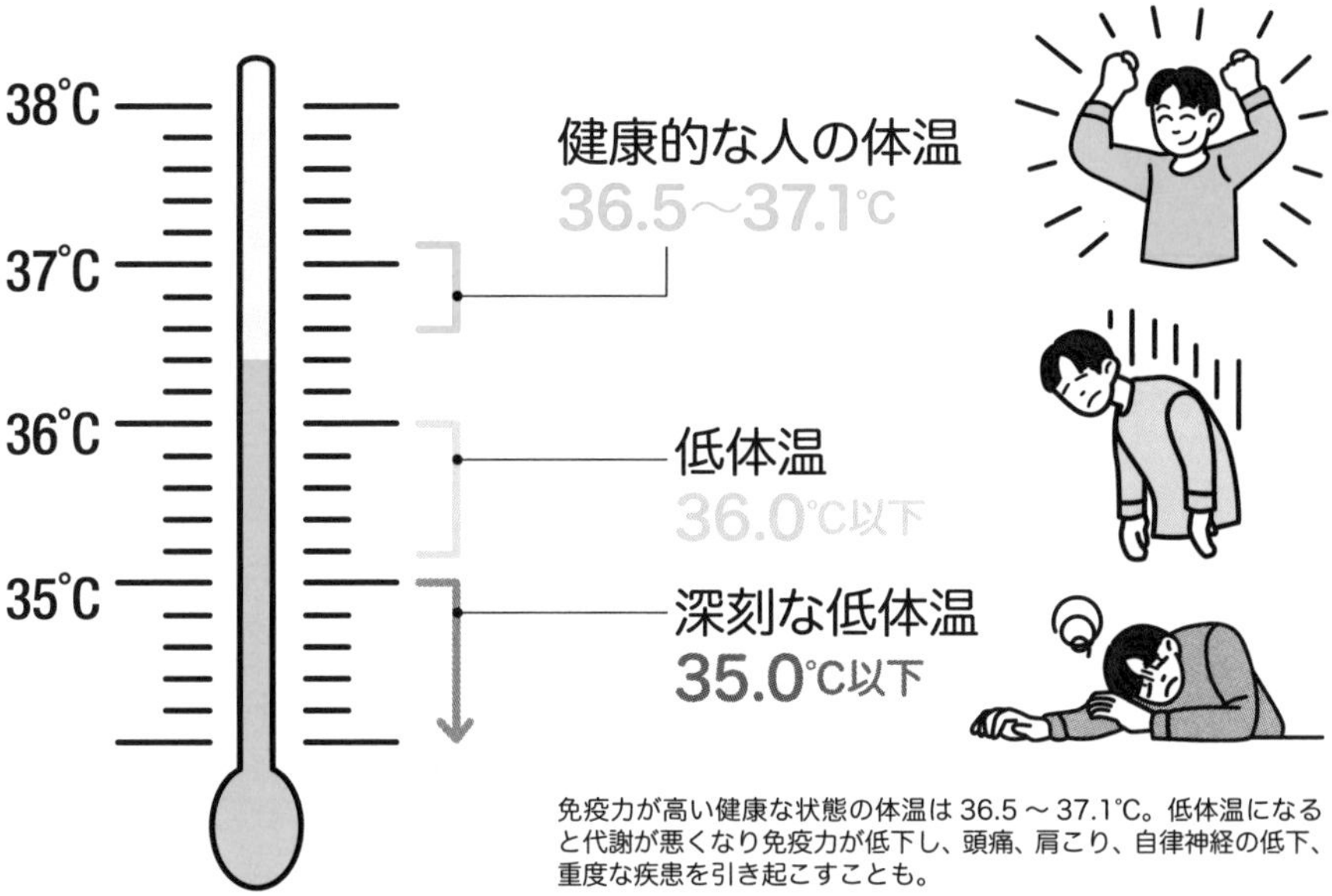
38℃
37℃
36℃
35℃
健康的な人の体温
36.5〜37.1℃
低体温
36.0℃以下
深刻な低体温
35.0℃以下

免疫力が高い健康な状態の体温は 36.5 〜 37.1℃。低体温になると代謝が悪くなり免疫力が低下し、頭痛、肩こり、自律神経の低下、重度な疾患を引き起こすことも。

中でも最も警戒したいのが、お腹（内臓）の冷えです。

たとえば今、お腹を手で直に触ってみて……冷えている場所はありませんか？　要は、その近くにある内臓が「免疫力が落ちて病気に弱い状態」にあるわけです。

とはいえ逆に、「体温が平熱より一度上がると免疫力が5〜6倍になる」という嬉しい研究結果もあります。

お腹の冷えた部分を優しくさすって温めるだけでも大きくプラスですし、より根本的なケアとして、冬眠した筋肉を起こしていきましょう。

つまり

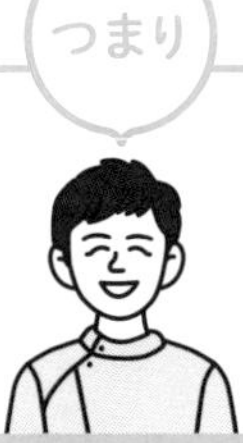

筋肉も内臓も、血流次第で「能力（の発揮率）」が変わる。さらに、血流に含まれる免疫機能や熱が、万病を防ぐ！

一番の悲劇は「リバウンド」（衰えの加速）をすること！

運動に関して、くれぐれも気をつけておきたいのが、これ。

「リバウンド」です。

ダイエットの反動で逆に太るという意味でよく使われる言葉ですが、実は運動にも全く同じリスクがあります。


体に急に無理がかかる反動でケガをしたり、筋肉がより硬くなったりしてしまう実例が、後を絶ちません。

どうして、そんな悲劇が起こるのでしょうか？


それこそ、「筋肉が冬眠しているから」です。

ここまでのまとめのようになりますが、筋肉が硬くて関節がサビついてフォームもよくないのに運動したら、相当な負担です。

しかも、血流が悪くてむくみもあるため、栄養不足な上に疲労も抜けにくい状態で、なおかつ、冷えてもいるわけです。

そりゃあ……ケガをしやすいのも、当たり前ですよね？

そこまで行かなくても、足腰や背中がゆがんでしまうことも多々あります。

これでは本末転倒で、衰えが逆に加速してしまいます。


ただし、こういったリスクは「急に頑張った」ときに発生するものです（この点もダイエットと同じですね）。

「健康に関わることは、急ぐと遅くなる」という法則を、ぜひ覚えておいてください。これは、体がもともと持っている「現状維持機能（ホメオスタシス）」を敵に回すことになるからです。

次の章で詳しくお伝えしていきますが、体というものは、予想を遥かに超えて、簡単なことでも復活します。


「マイペース」より早いペースなんてありません。

安心して、無理なく体を動かしていきましょう。

つまり

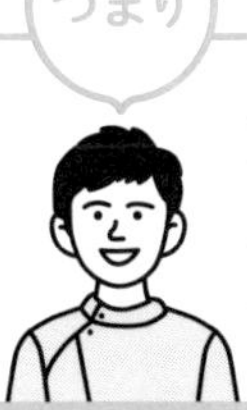

焦りから急に運動を始めのは、効果が出にくいだけでなく、ゆがみやケガのもと。くれぐれも「やさしく始める」こと！

体が弱ったのは「必要とされなかった」からである

この章では「衰えの実態」について、ご説明してきました。

筋肉、関節、心肺、気力・体力、血流、免疫……。

元々はきっと、別々の問題に思えていたことでしょう。

年齢や体質、食べもの、体型、生まれつきのゆがみ、働き方、古傷のせいなどなど、どう対処すべきか戸惑うものも多かったはずです。

でも、これまでお伝えしてきた通り、

「ちゃんと使われていないために、半分眠ったような状態だった」

ということが、問題の本質だったのです。


これは、年末に道路工事が増える仕組みとよく似ていますね。

ぼくらの脳も「エネルギーの節約」を常に考えていますから、必要とされない予算は、削減したいわけです。


だから、本当に必要なら、予算をちゃんと消化したほうがいい。

つまりは、体をちゃんと使い直すこと。

そうやって、筋肉や関節や心肺や血流や免疫を「目覚めさせる」だけで、「衰え」の大半が解消できます。

それは「ここが必要です！」という脳へのメッセージなのです。


では「体をちゃんと使い直す」には、どうしたらいいか？

それを次の3章ではお伝えしたいと思います。

衰えの本質がわかった上で、その解消のコツもおさえておけば、いくらでも応用が利きます。この本で紹介した体操はもちろん、その原則にそぐうものですが、これから新しい健康法を選ぶ際にも、きっと役立つでしょう。

つまり

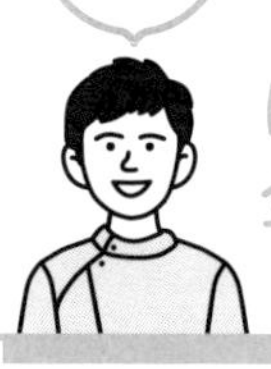

ほどよく動かして「冬眠から目覚めさせる」だけで、全身の機能は蘇る。衰えは必ず取り戻せます。

Column

体には復活する準備がある

「お医者さんに、自転車は禁止、好きなバレーボールもやめて、杖を使いなさいと言われました」。それでも諦めきれなくて、ぼくの整体院に来られたのはマナさん（仮）という、まだ40歳の女性でした。

生まれつき関節がしっかりハマらない体質で、本格的にスポーツやっていた学生時代から、股関節やひざの脱臼を繰り返していました。それらが重なって古傷となり、いよいよ普通に歩くのも困難になったため「徹底的に安静に暮らすか、または大きな手術をするしかない」と宣告されたのです。

ケアのし始めは「手でさする」「手で太もも小さく回す」という、ごくごく小さな動き。痛くない範囲がそれだけ狭かったからなのですが、正直、効果があるようにはとても思えなかったそうです。ただ、安全な動きを、少しずつ少しずつ、大きくしていきました。

それでも１ヶ月ほどで痛みが半減し、３ヶ月で動かせる範囲が変わり、１年経つ頃にはバレーを再開できるまでになりました。

彼女のように、生まれつきの問題や激しいスポーツでの損傷があっても、少しずつ回復していけるだけの力が、体にはあります。その神秘を改めて、彼女に教えてもらいました。

第3章

体の衰えをまとめて解消するには？

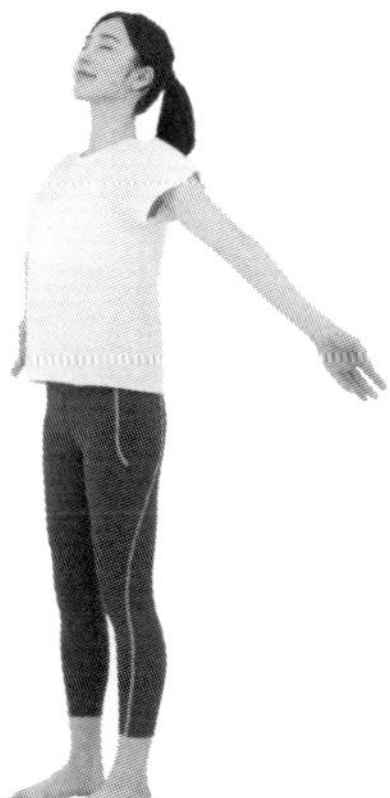

「ただの通勤」でさえ大きなプラスだった

この章では、体の衰えを解消するコツのお話とあわせて、衰えについての様々な誤解を解いていこうと思います。

早速ですが、最初に解いておきたい誤解は、運動は一定の長い時間継続してやらないと意味がない……というものです。

たとえば、最新の研究報告の一つに、「一日三回、1〜2分活発に動くだけで死亡リスクが4割減」というものがありました（「Nature Medicine」より）。

他にも「一日20回ジャンプをすると骨密度が上昇する」という研究論文もあり、その効果はランニングよりも大きいと言います（「The American Journal of Health Promotion」より）。

このように、死亡リスクや骨密度といった、いかにも時間がかかりそうな課題にさえ、ごく短時間の運動が有効なのです。

ひと昔前に「健康を維持するためには、毎日40分間、継続した運動をすべき」といった話が常識のように語られていました。

でも、もうその古い常識は、手放して大丈夫です。気を楽にしましょう。
そうしていい証拠に、きっと、実感もあると思うのです。

コロナ禍によってリモートワークが主流になった時期を、ぼくたちは体験しましたよね。「通勤」が激減したことで体調を崩す人が、いかに多かったか。

肩こりや腰痛の悪化なんて軽いほうで、体力がガクンと落ちた人、体重が増えた人、頭痛やめまいを発症した人、メンタルが不安定になった人……などなど、枚挙に暇がありません。

もちろん、不安な状況だったことなどの複合的な要因があるとは思います。

それでも、その後、週に何度か出勤するようになった頃、体調が回復する人もたくさん出てきました。明らかに「通勤時に多少なりとも歩く」ことの運動効果は、無視できないものだったのです。

もう一度、強調します。

運動は「量」ではありません。大事なのは「質」です。

そしてその「質」の正体とは、何か。

どんな質の刺激であれば、衰えを防ぎ、巻き戻すことさえできるのか。

これからお伝えする「体の新常識」は、きっと役に立つはずです。

つまり

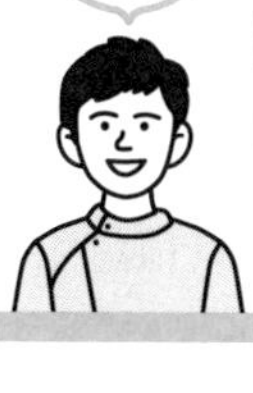

「毎日40分」なんて大目標はいったん忘れよう。短時間の運動刺激でも、体は十分変わっていける。

なまりが衰えに変わる前に「起こす」だけでいい！

前の章でお話しした通り、ぼくらの体は「冬眠」します。

エネルギーを節約するために、あまり使われない部位を眠らせる。

体が「なまっている」という状態ですね。

これを長く放っておくと、筋肉↓関節↓姿勢↓内臓↓脳↓メンタルと「なまり」が連鎖する中で、本格的な「衰え」として定着していきます。


この問題を解消するコツは、くれぐれも無理をしないこと。

筋肉や関節が固まったまま、急にジョギングや筋トレを始めると、ケガをはじめとした「リバウンド」が発生するから……でしたね。


大切なキーワードは「安全に」「軽く」「効率よく」です。

理想を追うより、今の自分に合うやり方こそが、常にベストです。

実際、筋力低下のほとんどは筋肉の量ではなく、筋肉が起きているかどうか（活性）の問題です。

たとえば、筋力が落ちたと言う人はたくさんいますが、そのほとんどが、「それなのに脚やお尻は細くならない」と嘆きます（笑）。

歩くのも大変そうなお年寄りを思い浮かべてもらうと明白ですが、本当に筋肉が衰えた場合は「厚み」がなくなってやせ細るのです（それでも少しずつ改善はしていけますけどね）。

そもそも人体は、脂肪より圧倒的に筋肉の割合の方が大きいのです。

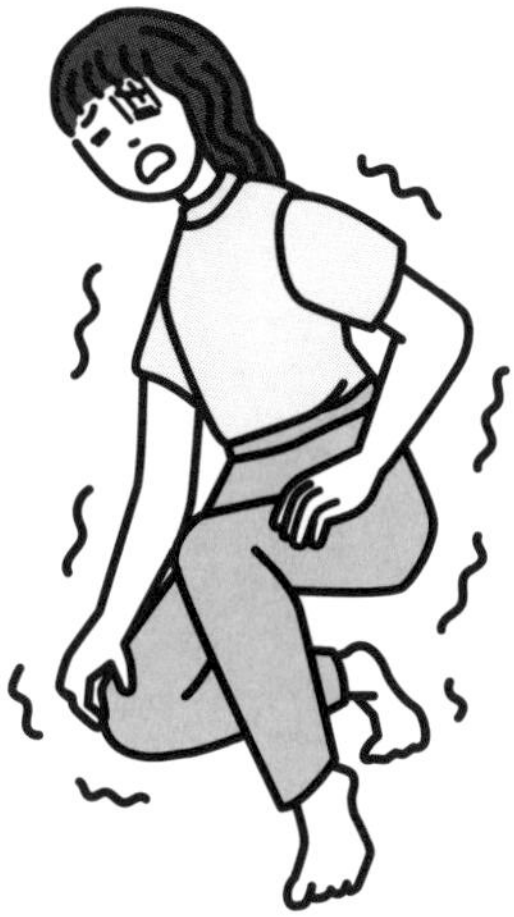

要するに、ガリガリにやせ細ってしまったわけではないのなら、筋肉は減ったのではなく、「眠ってるだけ」。

刺激を入れて起こすだけで、体の強さが全く違ってきます。

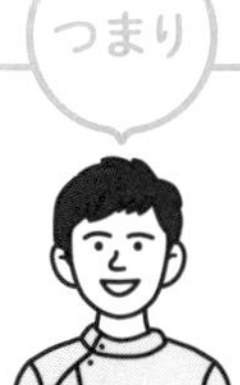

つまり

今感じている「衰え」の多くは、取り戻せる「なまり」です。すごい努力なんてしなくても、十分復活できます。何歳からでも！

自然な猫背は問題なし。それより怖いのは……

人の骨格はもともと、軽い猫背です。

中学校の生物の授業などで、背骨の写真やイラストを見たことはありますか？　ああいった標本は「解剖学的姿勢」といって、健康の標準を示すものなのですが、背中は軽くカーブしています。

どんなに健康な人でも……というより、健康な人こそ、ほどよく猫背です。もし背すじが四六時中ピンと伸びている人がいたら、緊張のせいで疲れがひどくなります。だから、多少の猫背はいいのです。

それより怖いのは、動かせる範囲である「可動域」が狭くなること……つまり、柔らかさを失うことです。

体が硬くなる原因はいくつかありますが、「現地の状況」は共通で、血液やリンパの巡りが悪化しています。

つまり、可動域がもし以前より狭くなったなら、ほぼ例外なく、血流やリンパの巡りに問題があります。それは車で言う「ガソリン不足」のようなものですから、その周辺の筋肉や関節や内臓の機能が落ちていることを意味します。

ただしそこには、希望もあります。

たとえば80歳以上でも、関節がすっかり固まったように感じていても、ストレッチが大嫌いでも……柔らかさを取り戻すことは可能です。

巡りをよくすることで、痛みやこりだけでなく、機能まで回復できる余地が、必ずあります。

この本の体操でも、最初はやりにくい動きがあると思います。

それが少しずつ「やりやすくなっていく」のを、ぜひ楽しみに味わってください。

見えるところはもちろん、見えないところにも「復活」効果が広がっていきます。

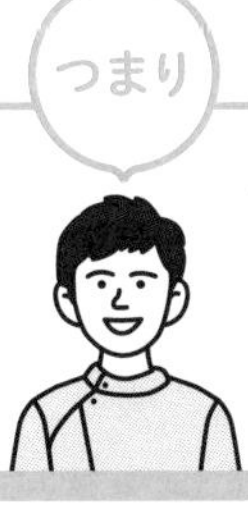

背骨も骨盤も、大事なのは「見た目」ではなく「動き」。動きのよさにこそ、血流と機能性が現れます。

若さを保つ5大要素
――これさえケアすればOK――

体の衰えを感じる代表格は、5つ。
骨、筋肉、関節、血流、心肺です。

これらさえ少しずつケアできれば、健康寿命は必ず伸びます。

こんなふうに5つも書き並べると、どうやって健康を保っていくべきか戸惑うのが普通ですが……もう大丈夫ですよね？

ここまでご説明してきた通り、「ちゃんと使い直す」だけで、すべてが改善できます。

そして、第一章でお伝えしたのは、そのための体操でした。
一般的に、健康には運動、食事、睡眠が大切だと言われます。
もちろん、そのことに異論はありません。

ただし、体の中に「冬眠」して硬くなった場所があれば……。

食事による栄養も「そこ」に満足には届きません。

いくら寝ても「そこ」の疲れは抜け切りません。

つまり適度な運動は、食事や睡眠さえ変える力を持ちます。

そのため、一括体操をしているうちに「食欲が出てきた」「ぐっすり眠れるようになった」といった声も、よく聞きます。


難しいことやつらいこと、特別なことを頑張る必要はありません。

体は、ぼくらが思っているより遥かに高性能です。

人体は約60兆の細胞からつくられていますが、なんと、そのうち約1兆もの細胞が、毎日生まれ変わっているのです。

それほど強い『再生能力』を、体は持っている。


だから、ぼくらの最大の使命は、「動かす」というメッセージで、修理して欲しい部分を自分の体に伝えることなのです。

つまり

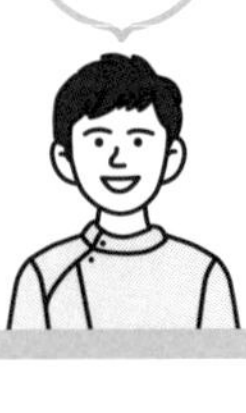

骨、筋肉、関節、血流、心肺が「復活」すれば、元気で楽しく長生きできます。

血流と筋肉が復活すれば「見た目年齢」も変わる

お腹がポッコリ出たりお尻が下がったり、顔にシワができたりするのも「冷え固まった筋肉のせい」だと、前の章でお伝えしました。

実はそれに加えて、髪や肌のツヤやコシ、目の潤いや目力なども、筋肉や血流次第で変わります。

それこそ、水をもらえずに乾いて萎れた花と、水で潤って凛と立つ花は、色ツヤも様子も全く違いますよね。体も同じです。

つまり筋肉や血流が改善すると、健康だけではなく「見た目年齢」にも大きくプラスになります。

さらに、関節の改善で動きが機敏になることや、姿勢が自然とよくなることも、とても重要です。

「久しぶりに会った実家の父の背中が丸くて、切なかった……」。

「歩くのが遅くなってて、母さんも年をとったんだと思った……」。

といったような、両親の加齢を実感する声をよく聞きますよね。

関節の動きや姿勢は、印象をガラリと変える力を持っています。

こういった変化は体の内側から起きるものだから、化粧品などの外から補うものとは全く違ったインパクトがあるのです。

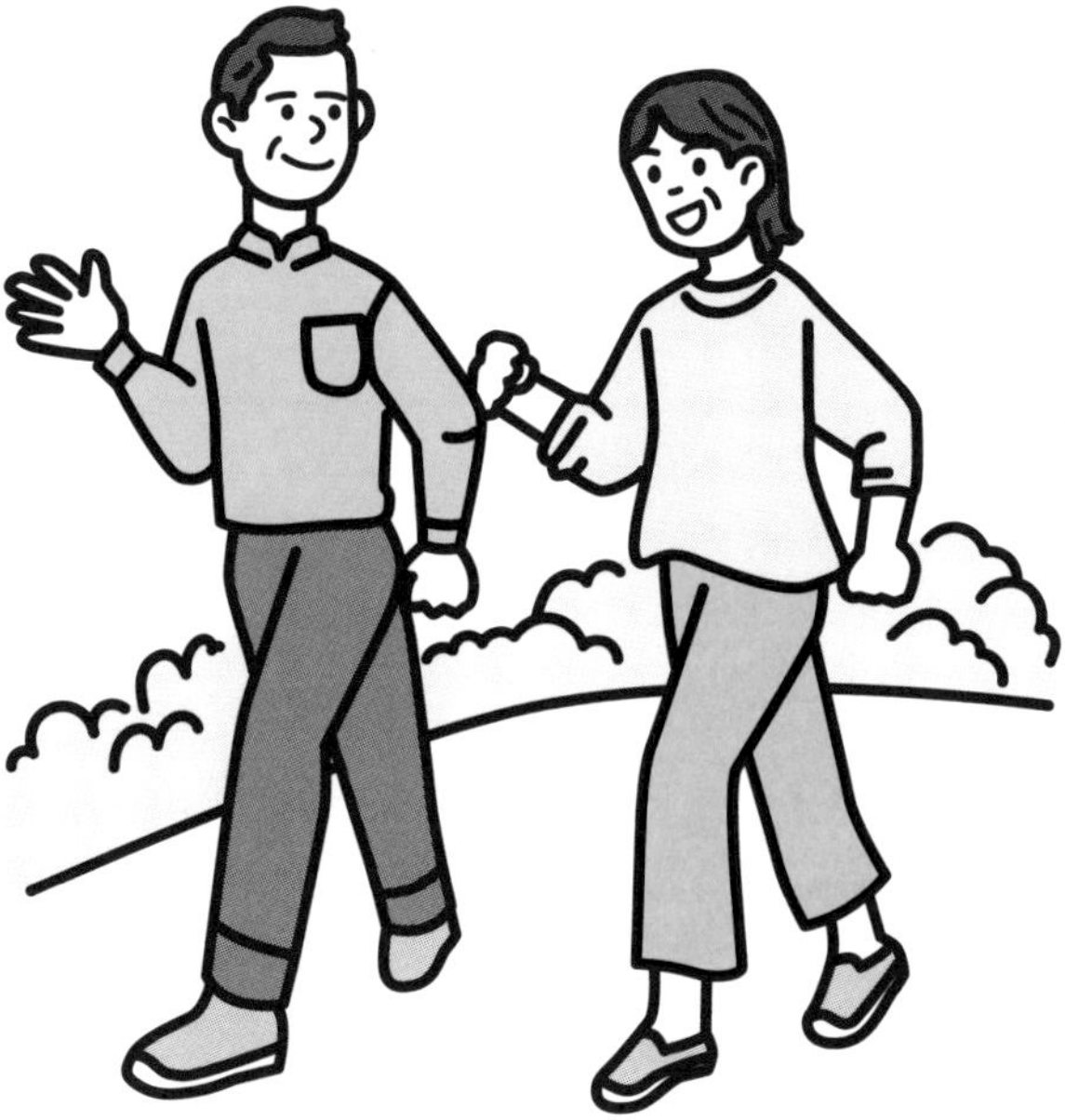

「一生自分の足で行きたい場所に行けるように」という気持ちはとても大切ですが、患者さんたちの話を聞いていると、どうやらこれは、足腰だけの問題ではないようです。「人に会いたい」「外出したい」というモチベーションを保つためにも、自分の元気な姿を守っていきましょう。

つまり

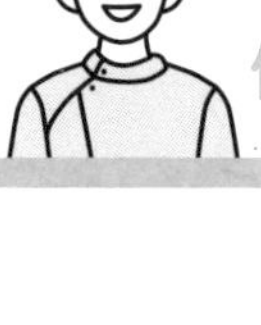

復活した血液は「潤い」を、活性化した筋肉は「リフトアップ効果」をもたらす。それらは意欲や自信にもつながります。

Column

新事実！イメージだけでも筋力低下は防げる

「筋力が衰えてきたら、筋トレが必須！」。

ごく当たり前にそう思われがちですが、意外とこれも、誤解です。

カナダのビショップス大学で、おもしろい実験が行われました。週に5回の筋トレを「実際にやる」のではなく「イメージだけした」グループに、24%もの筋力の増加が見られたのです。また、似た研究がアメリカのオハイオ大学でも行われています。イメージトレーニングをしたグループと、しなかったグループとで、手首の屈筋の強さや反応の早さに、明らかな違いが出ました。

これらの実験結果からわかるのは、腕立て伏せや腹筋、重いものを持ち上げるといった「いわゆる筋トレ」に縛られる必要はない、ということです。

そして、しっかりしたイメージを持って運動をすることが、その効果を大きく向上させるという事実も、とても重要です。

さすがに、「イメージだけしていよう」なんてことは、言いません(笑)。でも、無理のない運動でいい。むしろ無理のない運動のほうがいいんです。そのほうがストレスなく安全に続けられます。少しずつでも必ず、その安全な範囲が広がっていきますからね。

第4章

衰えを予防しつつ快適さを上げるコツ10選

5秒で筋肉をONにするコツ

～体操の効果もUP!～

「筋肉が冬眠した状態で運動をするとケガなどのリスクがある」

ということを、この本の前半でお伝えしました。

とはいえ、久しぶりに体を動かすという場面は、誰にでもありますよね。

そういうときは、まず筋肉に準備をさせるといいです。

整体で「パッティング」と呼ばれる技術を使いましょう。

やり方はシンプルで、手の平で筋肉を軽く叩きます。ただし、バシバシと強くやるのではなく、人を励ますときのように、ポンポンと軽めに叩く程度で効果があります。

５回で充分なので、できれば全身に。

それが難しいときには「これから使う筋肉」だけにでも、パッティングを行ってみて下さい。活性化されて動きがよくなり、代謝も上がりやすくなります。疲労やケガのリスクが減り、運動効果は上がります。

たとえば腕を叩いてしばらくすると皮膚が赤くなります。これは神経が反応し、血流が集まってきているサインです。深い覚醒というほどではありませんが、筋肉のスイッチが入ったような状態になるわけです。

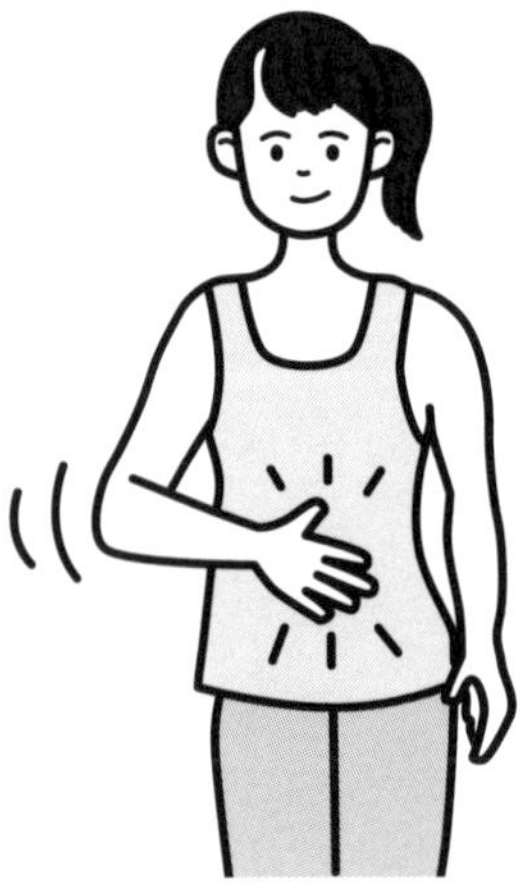

この本で紹介した体操の前にも、パッティングを行えば、運動効果がさらに大きくなります。

左の絵のように大ざっぱで構いませんので、余裕があるときはぜひやってみて下さい。

衰えを予防しつつ快適さを上げるコツ 02

心のしんどさが軽くなるコツ

運動こそ、心に効きます。

南オーストラリア大学での大規模な研究によると、

「運動はトークセラピーや薬物療法に比べて、うつ病や不安症、心理的な苦痛の症状を改善する効果が1.5倍も高いことが分かった」

とのこと。

これは非常に嬉しい研究報告だと思います。

メンタルの不調を自覚しながらも、カウンセリングや薬には抵抗があり、対処に困っている人がたくさんいるからです。

まずは、体を動かしましょう。

また興味深いことに、

「強度の高い運動はうつ病と不安症を大きく改善する一方、長時間の運動は短時間や中時間の運動に比べて、効果が小さくなりました」

との補足説明もありました。

これは第一章でぼくが強調した考えとも、一致しますね。

運動とはいっても、短時間でいいのです。

まずは一括体操を日々の習慣にしてみましょう。

実際に体験者さんからも「やり終わると気分が軽くなっている」という声がよく聞かれました。

ちなみにメンタルへの健康効果は、いい意味でクセになる、という特徴があります。「あれをやれば落ち着く」という、運動選手のルーティンのようなものに育てていけるのです。

また、一括体操のそれぞれの動きを大きめにして強度を上げると、筋トレ効果とともにメンタルが整う効果も増大します。

痛みやグラつき感がない範囲で、のびのびと大きく動きましょう。

認知症のリスクも減らせる 散歩のコツ

「1日に10分以内でも中程度以上の運動をすれば、認知機能が改善される」という研究結果が、イギリスで発表されました。

ここでいう「中程度」は、無理ではないけどちょっとキツいと感じる程度という意味です(「中強度」とも呼ばれます)。

また、様々な脳科学の専門家も、「脳を若く保つ最良の刺激は、運動である」と提唱しています。

これらの研究結果を踏まえると、散歩はとても理想的です。

少し早めの速度で歩けば「中強度」の運動になり、認知症対策としての効果が、より大きくなります。

この早歩きについてオススメのコツが「後ろ足をしっかり伸ばして歩幅を普段より靴一つ分だけ広めにする」というものです。

これを意識すると、しっかり腰の入った安定したフォームになり、腰や背中、さらにお腹までが伸びやすくなります。体幹や歩行を安定させる最重要の筋肉である「大腰筋」も活性化されます。

ちなみに同じ早歩きでも、足を速く動かそうとすると余計な場所に力が入ったり、足がもつれて転びやすかったりします。また、前足を大きく踏み出して歩幅を広く取ろうとすると、体が前に傾きがちで腰も丸くなるため、視界が狭くなるリスクもあります。

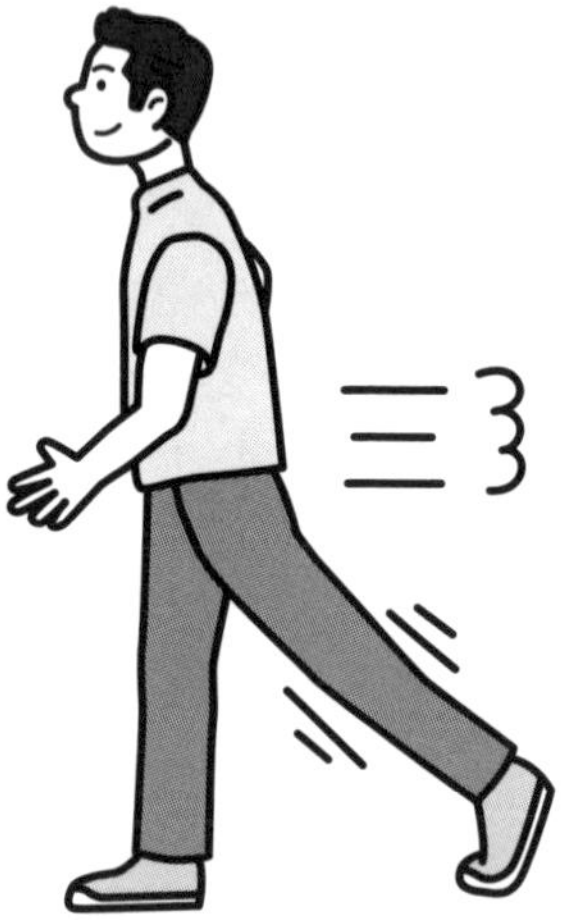

散歩といえば早歩きを推奨されがちですが、その速度の上げ方は、ぜひ安全で効果的なものにしてあげて下さい。

転倒で寝たきりになるリスクを防ぐコツ

色々ある衰えの中でも特に、足腰の衰えは怖いですよね。

高齢になると、たった一度転んだだけで寝たきりになってしまうこともあります。このリスクは、どうすれば根本的に防げるのでしょうか？

大切なポイントは、2つ。

神経を鈍らせないことと、脚をしっかり上げられることです。

まず、運動神経や感覚神経が元気であれば、体がいいバランスで安定するので、転びにくくなります。そのためには、バランス感覚が必要になる全身運動が有効です。一括体操で前後や左右に大きく体を傾ける意味は、ここにもあったのです。

次に、脚がしっかり上がれば段差などに「つまずく」ことを未然に防げます。そのためには、お腹と太ももとスネの筋肉が重要です（大腰筋《だいようきん》と大腿四頭筋《だいたいしとうきん》と前脛骨筋《ぜんけいこつきん》）。実は、これらの筋肉はすべて一括体操の中の「バナナ体操」で鍛えられるようになっています。

そんなわけで、この本の体操をしっかり実践してもらえたら、転倒のリスクはかなり小さくなります。

また、この章の冒頭で紹介した「パッティング」で、お腹や太ももやスネをポンポン叩いておくことも、とても重要です。その後で散歩なり運動なりをすれば、足を運ぶ位置や、着地の角度に乱れが出にくくなります。

もう一つだけ追加でお伝えしたいコツは、目線です。

不安なときほどついつい足元ばかりを見てしまいがちですが、そうすると視野が狭くなり体のバランスが崩れます。歩行時や運動時に目線は前にしておくことで、さらに体は安定します（それでも足元は把握できますからね）。

「気力」「やる気」「集中力」を取り戻すコツ

「昔みたいに気力とかやる気がわかなくなってきた……」。

これは、多くの人が当たり前のように悩むことではあるのですが、放っておかないようにしましょう。

なぜなら「認知症は意欲の低下から始まる」と言われていて、脳の衰えに関わる症状だからです。

ただ、安心してください。気力や意欲は体調で変わります。

特に影響が大きいのは「呼吸力」です。

先ほど紹介したような、気力の減退を感じている患者さんの呼吸を調べると、ほぼ例外なく、浅くなっています。

つまり、脳に酸素が足りない「プチ酸欠」状態なのです。

脳に行く栄養は糖分のみとよく言われていますが、実は正確ではありません。糖分以上に脳に必要なのは、酸素なのです。

その証拠に、ぼくらの全身が必要とする酸素のうちなんと20%を、あの小さな脳が消費します。さらに脳細胞は酸素不足に非常に弱く、5分酸素が無いだけでも壊死してしまうほどです。

この事実を知れば、きっとイメージできるでしょう。

呼吸が深くなると、脳がものすごく喜びます。元気になります。

この効果を高めるコツは、一括体操とともに紹介した「呼吸のコツ」を、しっかり意識して行うことです。また、「息が軽く上がる程度」のペースに調整しましょう。

気力ややる気、集中力も、自分の手で回復していけます。

代謝が上がって スタイルもすっきりするコツ

放っておいても脂肪を燃やしてくれる。

それが「基礎代謝」というありがたい体の仕組みで、消費エネルギーのなんと7割を担ってくれています。

ダイエットの最強の味方ですし、体温や血流をいい状態に保つためにも大切な機能です。

どうすればこの機能を高められるでしょうか？

すっかり有名になったのは「筋トレ」ですね。

ただ、ムキムキのマッチョにならなくても、基礎代謝が高い人はたくさんいます。それは筋肉が元気で柔らかいから、です。

ちなみに大きな筋肉ほど、基礎代謝への影響も強くなります。

たとえば筋肉の大きさのランキングで見ると……。

1位：**大腿四頭筋**（腿前）
2位：**大殿筋**（お尻）
3位：**ハムストリング**（腿裏）
4位：**三角筋**（肩）
5位：**大胸筋**（胸）
6位：**上腕三頭筋**（腕）

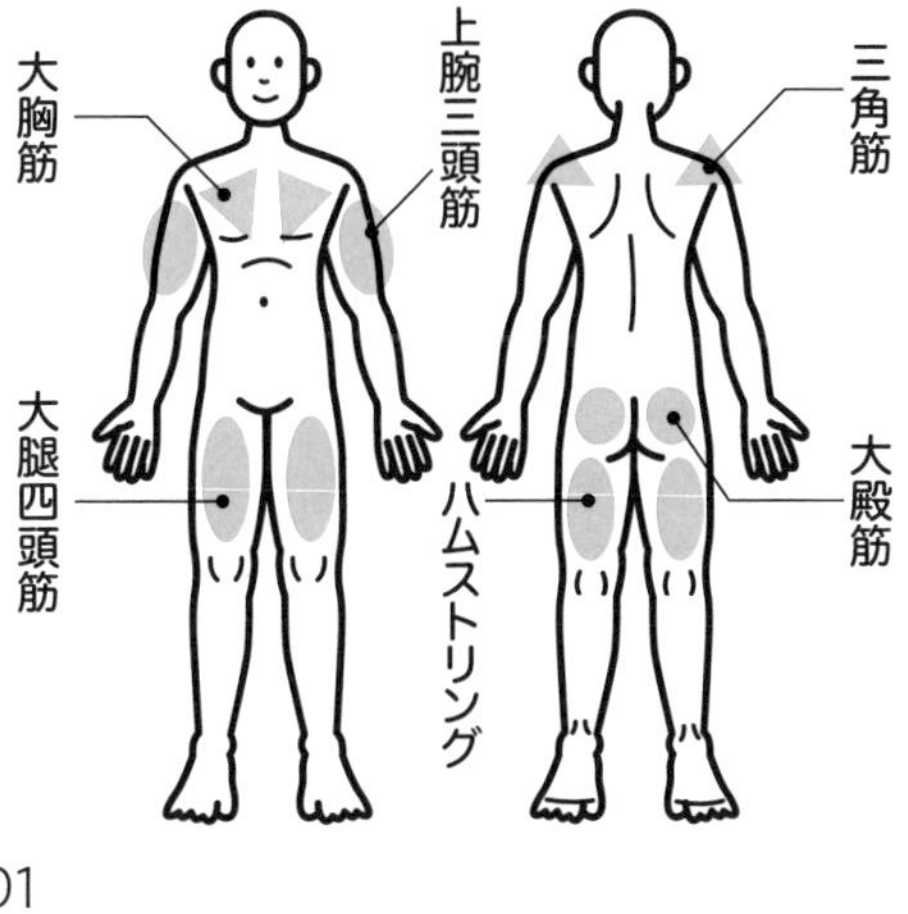

これらの筋肉が特に重要です。

そして、喜ばしいことに、これらの筋肉はすべて本書の「たけのこ体操」と「バナナ体操」で鍛えられるよう、網羅されています。

かかとを上げる、両腕を伸ばすなどの動きの際に、グッと力を込めるようにすると、その効果はさらに大きくなります。ぜひお試しください。

衰え予防に有効な姿勢のコツ

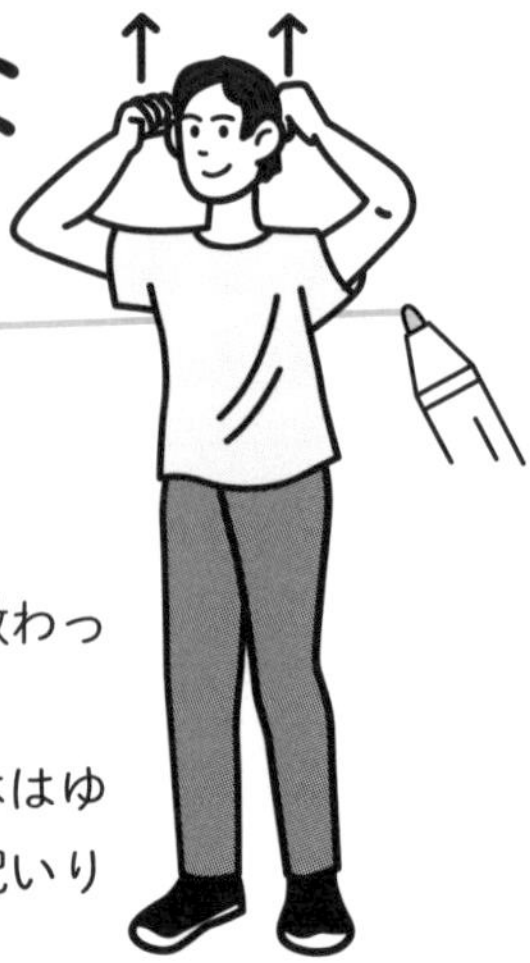

「よい姿勢」とは、何でしょうか。

真っ先にイメージするのは、学校で「きをつけ」として教わった、体をピンと真っ直ぐにした形ではないでしょうか。

あの状態を保つことが苦しいという理由で、「自分の体はゆがんでいるんです」と悩む人がたくさんいますが……心配いりません。

あんなに無理やり胸を反らして力んでいたら、誰だって疲れます。

ゆがみが無い健康な人でさえ「きをつけ」はキツいのです。

あれはもともと軍隊で密集隊形になるときのために考案されたものだそうで、そもそも健康に向いたものではないのです。

忘れないでもらいたいのは、

「力んで体が固まるぐらいなら、よい姿勢ではない」という原則です。

胸を張るのもアゴを引くのもそうですが、もし普段より疲れが増すようなら、体の自然にそぐう形ではないのです。無理をしていたら、かえってゆがみが悪化することさえあります。

これまで調べてきた中でベストだった姿勢のコツは、

「ごく軽くだけ首を伸ばす」というものです。これなら力みやゆがみのリスクもなく、疲れやこりは軽減されます。

耳のてっぺんを指でつまみ、十円玉ひとつ分ぐらいだけ真上に引っ張ってみてください。このときの首や背中がわずかにスッと伸びるぐらいがちょうどいいのです。

脳の血流や神経の通りがよくなり、ほどよく体に芯が通ります。

重いものを持つのが楽にもなりますし、まわりから見た様子も自然でスマートなものになります。ちなみに写真を撮るときにもオススメです！

衰えを予防しつつ快適さを上げるコツ 08

体を痛めないための
コスパ最強の
クール・ダウンのコツ

ウォーミング・アップをする人はたくさんいますが、クール・ダウンまでちゃんとやる人は、かなり少ないです。

きっと、運動の準備として体を温めるウォーミング・アップは、効果の実感がしやすいのでしょう。実際に体を動かしやすくなりますからね。

ところが、クール・ダウンは違うようです。

体を動かすこと自体が健康によいのだから、それが終わった後に追加で何かしなきゃいけないとは実感しにくいのでしょう。

ただこれは、非常にもったいない傾向です。

運動した後の体は、ほとんどの場合、バランスが崩れています。

よく使われる筋肉とあまり使われない筋肉とが分かれるからです。

実際に、野球やテニスのプロの中でも「超一流」と呼ばれる選手は、利き腕とは逆の手をあえて一定量使う居残り練習をして、体のバランスを整えたりするそうです。

この本を手に取ったあなたも、何かしら運動をされているかも知れません。また、この先、新しい運動を始める人もいるでしょう。

その際にはぜひ、「調整体操」と呼ばれるバランス調整を、最後に持ってきましょう。

実はその調整体操の中でも最良の候補になれるのが、本書の一括体操の〆である「こんにゃく体操」(P44)です。

運動の直後に行うのが難しい場合は、その日の夜に行うのでも構いません。寝る前に整えることが大切です。時間がない日は、全身をササッと手で1回ずつさするだけでも、疲労やゆがみは軽減されます。せっかくの運動の「いい効果だけ」を受け取るために、ぜひ覚えておいてください。

「顔が老ける」のを防ぐ 1番大事なコツ

体がいくら元気でも、顔が老けてしまうのはイヤですよね。

実は、これを防ぐための最大のポイントが「アゴ」にあります。

シミ、シワ、たるみ、顔色……「老けた感じ」の原因はいくつもありますが、それらのすべてに影響するのが、アゴなのです。

体が弱ってしまうと、ひとつひとつの動作を「頑張る」必要があるため、アゴ(歯)を食いしばるクセがつきます。このとき使われるアゴの筋肉「咬《こう》筋《きん》」が発達することで、エラが張り、いかにも頑固な印象がつくられます。

また咬筋は非常に強い筋肉なので、顔全体の皮膚をアゴに向かって引き下げ、ほうれい線やゴルゴラインを深くすることで、険しく老けた印象を強めてしまうのです。

もちろん、基本の対策は、一括体操で体自体の衰えを防ぐことです。無理に頑張る必要がなくなるため、アゴの食いしばりが減ります。

それとあわせてぜひ意識してあげたいのは「奥歯をつねに離しておく」というクセづけです。

ほとんどの人が無意識にしていることなので、試しに度々チェックをしてみると、いかに自分が歯を噛みしめているか(＝奥歯をくっつけている時間が長いか)に、驚くでしょう。

気がついたときに奥歯を離すだけでも、大きな違いを生みます。

シミ、シワ、たるみ、顔色などの「老け要素」すべての蓄積を軽くする効果があります。

また、昼間の噛みしめを減らせば、寝ている間の歯ぎしりも必ず減ります。奥歯を自分でギリギリと削ってしまうリスクも減るため、歯の寿命も伸びます。ご自分の歯で、食事をおいしく楽しみ続けるためにも、ぜひ意識してみてください。

衰えを予防しつつ快適さを上げるコツ 10

運動が三日坊主にならないように継続させるコツ

第一章の冒頭で、「何も運動しないのと、ほんの少しでも運動するのとでは、天と地の差があります」とお伝えしました。

ここまで読んでくれたあなたには、その理由がきっと理解してもらえたかと思います。

だから最後に、強調させてください。

１つだけでいいから、続けてみましょう。

この本でも、３つの体操を紹介しました。でもまずは、１ついいんです。

「すごく体にいいんだから、毎日必ず３つやろう！」なんて、自分を追い詰めなくても大丈夫。

日替わりで１つやるだけでも、体は少しずつ変わっていきます。

もし、１つだけやった後で「もうちょっとやれそう」と思えたら、残りの２つのうち、気が向くほうを追加したらいい。

それが終わった後で「もうちょっとやれそう」と思ったら、他の健康法を追加してもいい。

でも、忘れないでください。１日１つやれたら、充分偉いんです。

ぼくが尊敬するある作家が、言っていました。

「どんな趣味を持っているかという内容よりも、趣味があるということ自体が大切だ」と。

まさに、健康法も同じだと思います。

「毎日体にいいことをしている」という事実に、健気な体は必ず応えてくれます。それは確実に、自信や回復力の素になります。

3つの一括体操一覧

本書で紹介している一括体操の動きをまとめました。
一度に動きを確認したいときにご活用ください。

たけのこ体操

左右10セット

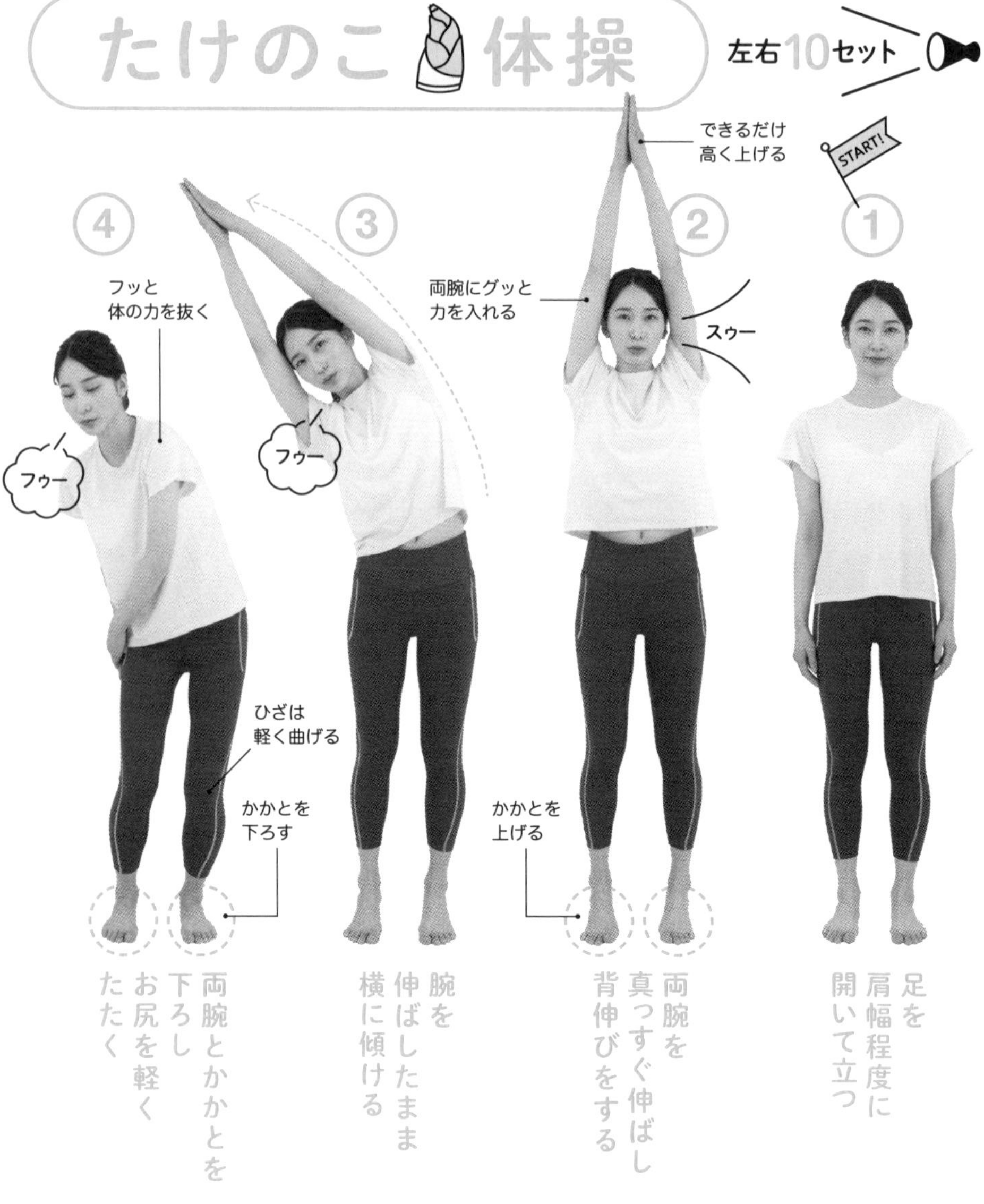
START!
① 足を肩幅程度に開いて立つ
できるだけ高く上げる
両腕にグッと力を入れる
スゥー
かかとを上げる
② 両腕を真っすぐ伸ばし背伸びをする
フゥー
③ 腕を伸ばしたまま横に傾ける
フッと体の力を抜く
フゥー
ひざは軽く曲げる
かかとを下ろす
④ 両腕とかかとを下ろしお尻を軽くたたく

バナナ体操

左右5セット

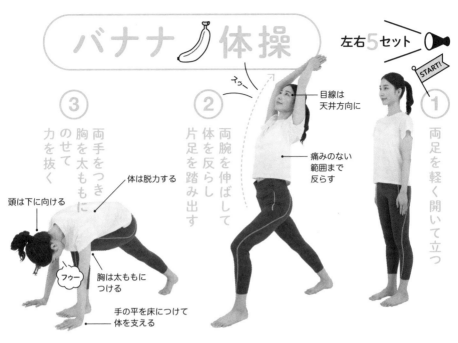

START!

①
両足を軽く開いて立つ

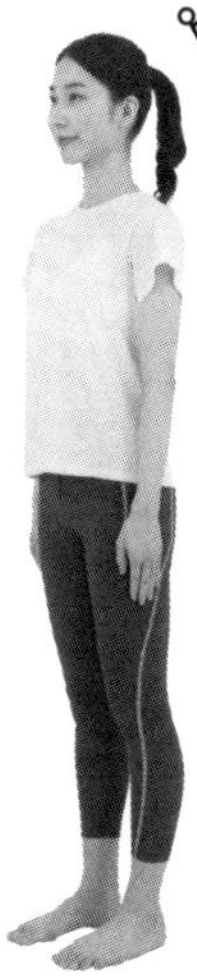

②
両腕を伸ばして
体を反らし
片足を踏み出す

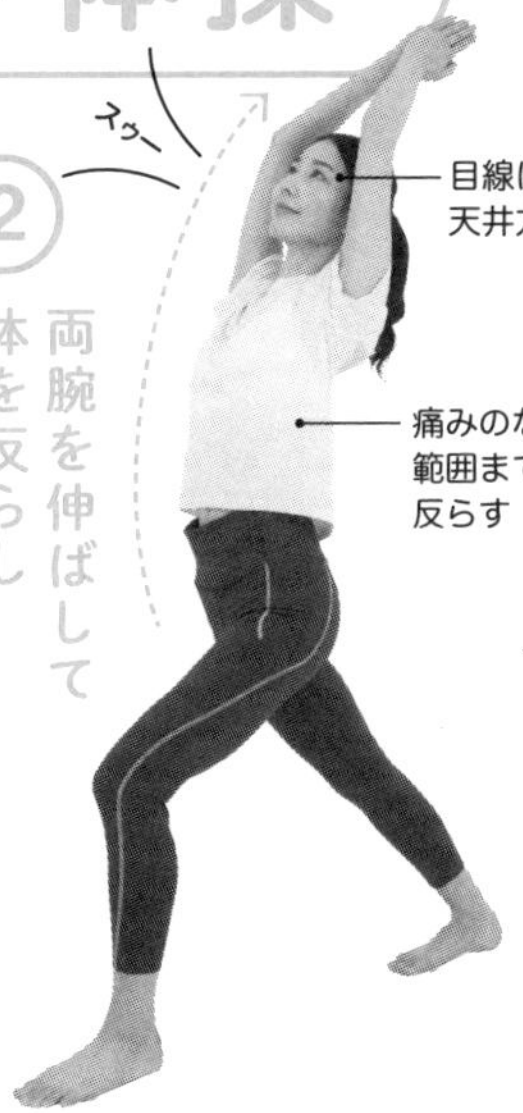

スゥー
目線は
天井方向に
痛みのない
範囲まで
反らす

③
両手をつき
胸を太ももに
のせて
力を抜く

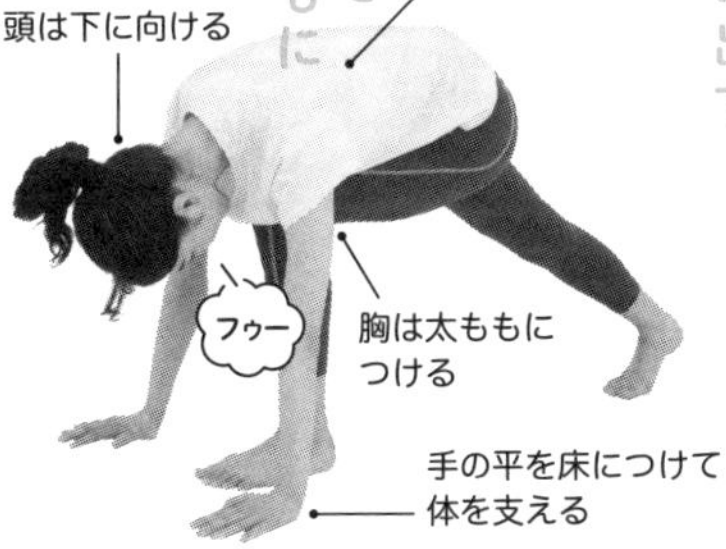

体は脱力する
頭は下に向ける
フゥー
胸は太ももに
つける
手の平を床につけて
体を支える

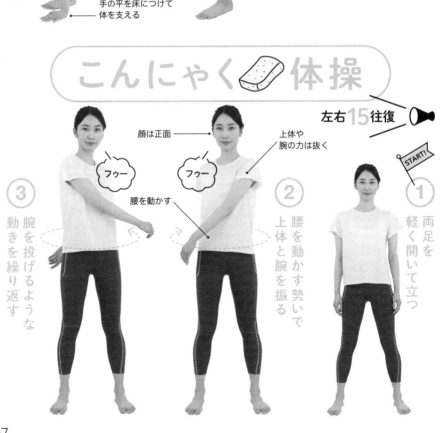

こんにゃく体操

左右15往復

START!

①
両足を
軽く開いて立つ

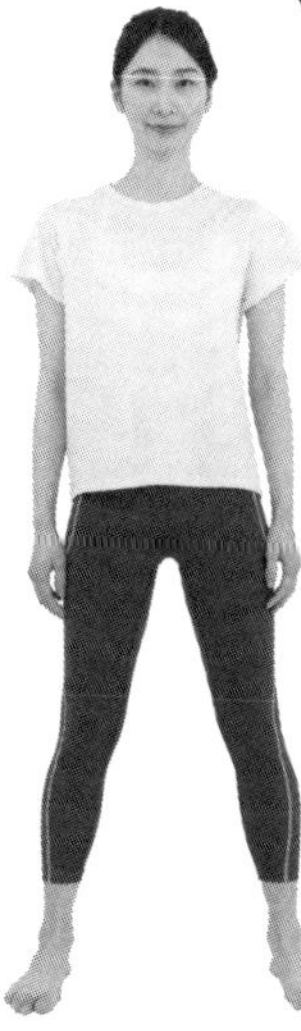

②
腰を動かす勢いで
上体と腕を振る

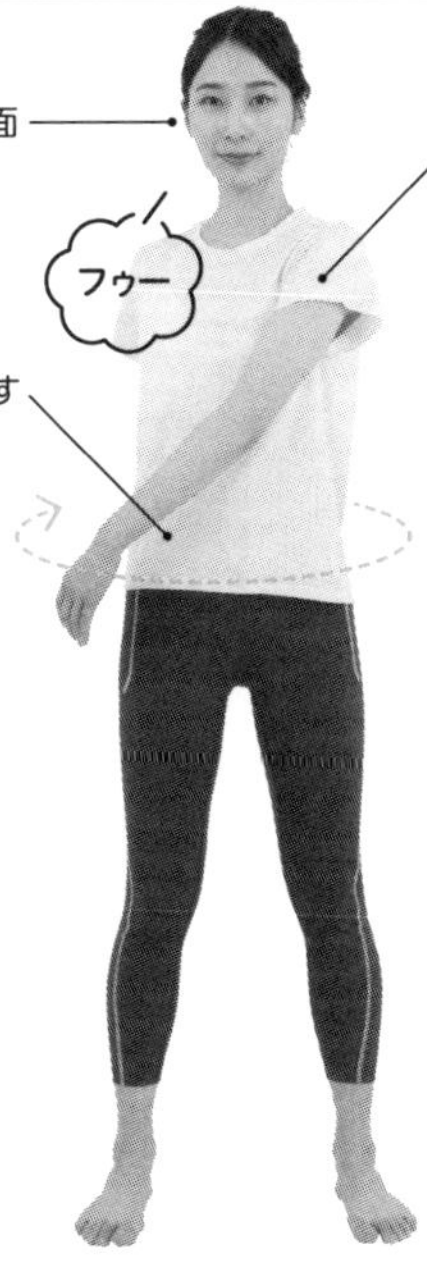

顔は正面
上体や
腕の力は抜く
フゥー
腰を動かす

③
腕を投げるような
動きを繰り返す

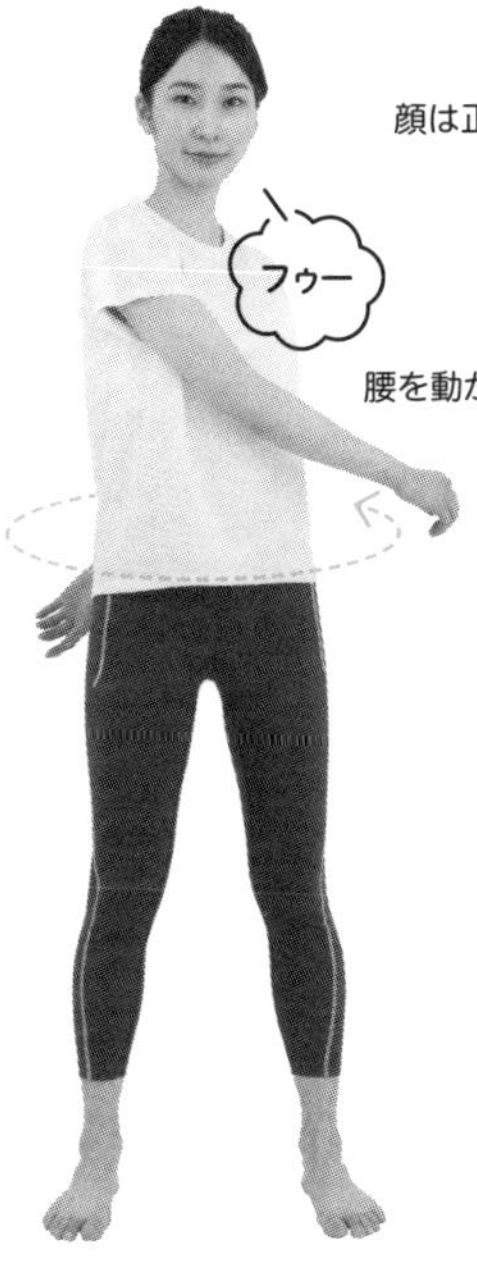

フゥー

おわりに

「永井さんはヘルニアの腰痛だから、手術以外では治りません」。

ぼくがそう宣言されたのは、まだ9歳の頃でした。

あまりに痛くて、サッカーにも勉強にも集中できないので、思い付く限りのことを試してきました。

整体、ハリ、接骨院、氣功、姿勢矯正ギプス、筋トレ、ストレッチ、ヨガ、瞑想、高い布団、イメージ療法、水泳、カマボコみたいな形の枕、大量のわかめ……。

試行錯誤の挙げ句、ぼくが腰痛を克服したのは大学2年生のとき。当時お世話になっていた整体師の先生の施術……ではなく、その先生が「自分でもやっている」と教えてくれた体操が、決定打でした。

その後、ぼく自身が整体師になってからも、「そういう戦い」ばかりだったんです。

誰かに「もう治らない」と宣告された症状を抱えた人がやってきて、一緒に、その改善に挑む。

中には、交通事故の後遺症や、まだ有効な薬さえ無い難病に悩む人もいました。

それでも、あれこれ試しているうちに、楽になる道筋が見つかる。

その突破口になったのはいつも、ぼくのときと同じで……「本人が自宅でやるセルフケア」でした。


「体の衰えを一括で解消する」なんて、夢物語に聞こえたかも知れません。

でも、ぼくらの体には、医師や専門家の想像を超えるほどの回復力があります。それに加えて、「衰え」というものについては、たくさんの誤解があります。

それらはすべて「改善の余地」なんです。

その、本人でさえ忘れてしまっている可能性をできるだけフル活用するのが、整体師の仕事です。

そして、この本をぼくが作った理由です。


すべての衰えを完全に治せるとまでは言いません。

ただ、「改善できる部分」なら、すべての人に大量にあります。

「老化現象」や「病気のせい」と言われ、ほとんど改善を諦めていた苦しみが半分以下になることも、珍しくありません。何歳でも、どんな病気でも、です。

百点の健康までは期待できないかも知れないけれど、でもその分、健康法だって、百点じゃなくていいのです。
もっと言うと「今のあなたにとっての百点」は、一般的な百点とも、昔のあなたにとっての百点とも、別のもの。

今の自分に無理なくできる範囲の中にこそ、最適解が必ずあります。

この本で紹介した一括体操が、その一つになりますように。
一つでも多く、衰えについての誤解がとけますように。
一割でも多く、あなたの体の回復力が目を覚ましますように。

そう願いながら、確信しながら、この本を書きました。
ではでは、くれぐれも、お大事に。
読者さんプレゼントも、ぜひお役立てください。

楽ゆる整体&スクール代表
永井 峻

「読者さんプレゼント」と「実演動画」について

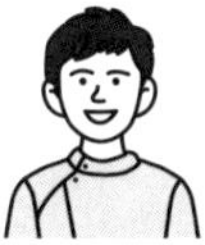

最後の最後までお読みいただいて、ありがとうございます！　せっかくのご縁をよりよいものにできればと、読者さん限定プレゼントを用意しました。

プレゼントの内容は……

- **猫背や丸い腰が伸びて全身が整う「整体ウォーキング」**（動画）
- **脳や筋肉の衰えが激減する「座り方」５つのコツ**（動画）
- **聴くだけで本書のエッセンスがわかる「要点解説」**（音声）

といったものです。
応募された方たち全員に、もれなく当たります。

また、このプレゼントに応募ができる「読者さんサポートサイト」では、永井の「実演動画」も公開しています。セルフケアを行う際に、リアルな動きを見てマネしながらやると、効果がやはり大きく向上します。ぜひあわせて、ご利用ください。

読者さんサポートサイトはこちらからどうぞ。

1

QRコードはこちらです。

2

または「**楽ゆる　読者サポート**」でグーグル検索してください。
その検索結果の1位に、読者サポートサイトが表示されます。
念のため、URL は以下の通りです。

https://www.ht-b.jp/bh/dokusya_support.html

体の衰えを 一括で清算できる すごい方法

2024年6月11日　第1刷発行
2024年9月11日　第3刷発行

著者　永井 峻

発行人　土屋 徹

編集人　滝口勝弘

編集　彦田恵理子

発行所　株式会社Gakken
〒141-8416
東京都品川区西五反田2-11-8

印刷所　中央精版印刷株式会社

◎この本に関する各種お問い合わせ先

本の内容については、下記サイトのお問い合わせフォームよりお願いします。
https://www.corp-gakken.co.jp/contact/

在庫については	TEL:03-6431-1250（販売部）
不良品（落丁、乱丁）**については**	TEL:0570-000577 学研業務センター　〒354-0045 埼玉県入間郡三芳町上富279-1
上記以外のお問い合わせは	TEL:0570-056-710 （学研グループ総合案内）

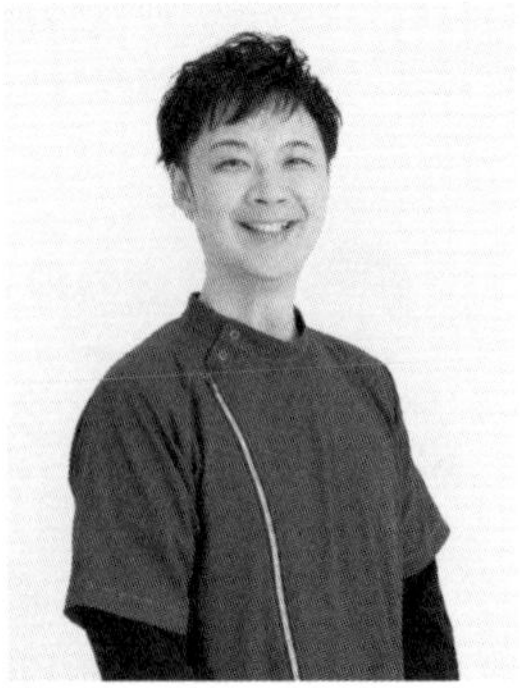

著者 永井 峻（ながい・たかし）

楽ゆる整体＆スクール代表。整体師。富山県生まれ。横浜国立大学卒業。26歳で自律神経失調症になり、身体機能が衰えていく恐怖を経験。どん底から回復するために100を超える方法でもがき抜いた末、アメリカの整体で劇的に回復。整体師になってからは、スポーツ選手や医師などの専門家を含め、10万人以上に施術・指導を実施。予約が1年先・キャンセル待ちが1000人を超えるため、自宅でできるセルフケアメソッドの提供に注力している。YouTube「楽ゆる式セルフ整体」は登録者数10.6万人。著書に『カチコチ体が10秒でみるみるやわらかくなるストレッチ』（高橋書店）『眠れない日にふとんの中でできる 快眠1分マッサージ』（自由国民社）などがある。

デザイン　小林昌子
マンガ・イラスト　平松 慶
撮影　山上 忠
ヘアメイク　大門友子
モデル　渡辺李花子